U0200244

中医药古籍珍善本点校丛书

冰壑老人医案·东皋草堂医案

[明] 金九渊 著 [清] 王式钰 撰
李鸿涛 张明锐 贺信萍 吴晓锋 点校

中华人民共和国科学技术部科技基础性工作专项资金项目
中医药古籍与方志的文献整理（课题号：2009FY 120300）

學苑出版社

图书在版编目(CIP)数据

冰壑老人医案/(明)金九渊著;李鸿涛等点校.
东皋草堂医案/(清)王式钰撰;李鸿涛等点校.
—北京:学苑出版社,2015.7
ISBN 978-7-5077-4811-6

Ⅰ.①冰… ②东… Ⅱ.①金… ②王… ③李… Ⅲ.①医案—汇编—中国—明代 ②医案—汇编—中国—清代 Ⅳ.①R249.48 ②R249.49

中国版本图书馆 CIP 数据核字(2015)第 164134 号

责任编辑:陈 辉
出版发行:学苑出版社
社　　址:北京市丰台区南方庄 2 号院 1 号楼
邮政编码:100079
网　　址:www.book001.com
电子信箱:xueyuanpress@163.com
销售电话:010-67601101(销售部)、67603091(总编室)
经　　销:新华书店
印 刷 厂:北京市广内印刷厂
开本尺寸:890×1240　　1/32
印　　张:4.5
字　　数:84 千字
版　　次:2016 年 5 月北京第 1 版
印　　次:2016 年 5 月北京第 1 次印刷
定　　价:26.00 元

序

吾邑金少游先生年八十神明如少壯時忼慨雄論無問朝家典章郡縣故實人物高下藐事好譏人人虛往實歸而刀圭神效活人不可勝數諸通家後學擬刻其十之一以行時先生尚晏然無恙也十月十一日忽無疾逝余客還哭之會刻已竣冢孫驊孫驫余讎較且委之序曰

此先王父意也則小子天泰何敢辭序曰古籍自尚書春秋及二十一史通鑑綱目皆案也世界當大蠱壞輒有持世大醫王起而藥之留遺成案歷數十則後之人或守古方或神明厥意因病發齊新新不窮要於救敝庚厄出九死一生則一而已若世本無事妄庸肆擾繇於讀古不精故證候俱昧惟醫亦然靈樞素問古聖所

金少游先生醫案

吳天泰謐生　薛　珩楚玉

後學　朱茂暉子若　姚　深公靜　輯

先生揆陰陽以决嫌疑不待切脉望色而聽聲寫形即知病之所在以故所診期决生死多奇驗至其權度精要隨時為變更能發方書所未發不出千里瀕危而使之

起者萬數不可具悉而述也即先生亦頗忘之不能盡憶時于燕閒之頃偶道一二并得之知交者識如左

項都督蘭齋暑月策馬至徐州患熱病留逆旅僱船南行身熱不食抵蘇就錢上池療之不解舟次平望自投于水舟人泅水撩起抵家一醫以爲傷食一醫以爲外感同視者四輩

井水灌之未已更進便下如注即安寢徐投冷粥飲清暑益氣湯十日愈

越一年金陵吳斗南甥寓市曹廟症暑似項而諸俗工亦用發散增劇先生先與粥而藥之

石四封館語溪呂氏先經震澤斜過風濤大作驚恐抵家有房勞即赴館數日熱大發語溪諸醫以傷寒治困疲昏昏不識人扶至家鄭

某以大劑參术投之戰甚邀先生抵鄉至三鼓矣脈之大而長滑且絃先生曰此陽明實熱大喘大汗焉用補爲投以石膏一兩佐以黃芩知母竹葉汗喘立已越明日瘧遂止其翁少塘孅識藥問曰夜服者益元散耶先生曰石膏乃吐舌作錯愕狀先生曰石膏胎安滑石胎墮大徑庭也石乃首肯

但附子太熱黃昏脈之脈乃不至先生曰子亥乃陰陽之交四肢不溫脈不至危矣復進生附子七錢足溫脈起痛漸已而甦

後一年葛仰明內人症類暑而庸醫某進黃連香薷飲冷飲二服邀先生先生曰八清脈脫桂附無能療日高春必斃果然後此如錢太寧岳曹棠溪子皆暑月三陰症而俗工以寒

序

醫宗於儒謂儒則讀書讀書則
從而明理也顧讀書明理四字
儒家頗難言之何有於非儒之
醫宜乎得世人學醫人費之誚

序

夫學醫何至人費凡費人者皆
不讀書明理而以醫學者也以
醫學者活套有方秘傳有訣口
給蓬迎有術自不難恣其所措
而以人病為民人社稷此其所

東皋草堂醫案

雷溪程郊倩先生鑒　古吳王式鈺仲堅著 舊字翔千

同學朱元度月思投

寒

松陵張惠吉尊堂七十一歲偏身疼痛不能轉側口
乾不欲食腹中若有塊脉弦弱諸醫以破氣之藥投
之不效余曰此少陽經中風也用桂枝五分人參一
錢二分柴胡六分半夏一錢白芍八分甘草四分黃
芩五分大棗一枚生姜一片二劑雀肰惠吉誌感有

一人寒戰身重頭疼腰痛脉浮數用桂枝 羌活 葛根 山查 甘草 陳皮 杏仁 次日身熱頭疼口苦咽乾腰痛鼻塞惡寒用麻黄 桂枝 甘草 半夏 川芎 紫蘇 白芷 桔梗 出微汗身凉第三日乍寒乍熱頭時脹時止腰疼如前不大便用當歸 乾姜 白芍 甘草 陳皮 茯苓 蒼朮 川芎 人參 服之而霍然或問曰表未全解何以驟用人參也余曰乍寒乍熱時脹時止便是虛症此而不補餘邪不除所以貴乎脉明手快也

內弟丁惠侯傷寒四十日矣始因誤下成痞漸爲壞症惡寒踡臥日覆絮三四重不覺溫時而頭眩如有物蒙其首汗出不思食不大便舉家驚惶屬余診視察其六脉沉微面色青白急用附子二錢 人參二錢 白朮一錢 白芍一錢 黄芪一錢 當歸八分 黄米一勺 白蜜二錢 定方甫畢二醫並至皆曰此伏熱之症也因用黄芩山支黄連白芍柴胡等味余因在內家未免有主賓之體不便面斥其非退而語惠侯曰此藥入口即斃萬不可投倘不以吾言爲然寧不服藥猶冀倖于萬一也少頃又一醫至用白朮黄芪炮姜甘草茯苓陳皮咸以爲王道服之病不爲增減而眩冒時作明日醫者忽改紫蘇白芷藁本之類一劑而汗出如雨神魂無主復召余余曰亡陽之症已具無他巧也于前所定方中去當歸加桂枝一錢 人參三錢 服之手足溫汗收而冒眩亦止越一日用人參二錢 白朮三錢 山藥一錢 白芍五分 茯苓八分 棗仁一錢 當歸一錢 甘草六分 廣皮八分 黄芪一錢 白砂糖三錢 棗姜同煎服之大便隨下胸間寬爽以後又投人

參一錢五分 白朮一錢 乾姜八分 肉桂四分 附子六分 甘草六分 黄芪一錢 廣皮八分 茯神八分 木香四分 半夏一錢 荷鼻湯煎服二劑而胃口開始思飲食矣但大便不利時以爲苦余曰此津液未回之故也用十全大補湯加肉蓯蓉一兩服三劑而二便如常再用附子理中湯連服兩月而愈或問曰此何症也余曰惡寒踡臥此屬少陰病前犯房事病中兆夢遺寒中于藏誤下誤汗陰陽兩虛之病也仲景不云乎傷寒若吐若下後心下逆滿氣上衝胸起則頭眩發

中医药古籍珍善本点校丛书

编　委　会

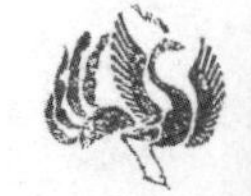

余 序

在当前弘扬中医药文化的历史时期，核心工作之一是收集、整理、研究历代中医药的典籍。在多种医著中，寓有儒、理、释、道和杂家等诸多论述，这无疑是极可珍视的优秀传统文化内容。“中医古籍珍善本点校丛书”的编纂，在古籍图书（包括若干优选的古抄本）的精选方面多所致意。整理者针对所选的每一种医著，撰写《导读》，提示该书的学术精粹，运用古今哲学思想，结合学术临床，指导读者阅习的重点，使该丛书在规范传承的基础上，具有更高的学术品位。

这套丛书的主编曹洪欣教授，是中医名家，曾在中国中医科学院担任院长，多年来一直从事学术与临床研究。他十分重视中国中医科学院图书馆收藏的中医药珍本、善本的整理与研究，并与相关专家合作有宏编刊行于世。

“中医古籍珍善本点校丛书”所选录的医籍只有符合“淹贯百家”、世传刊本少、学术临床独具特色的特点方能入编，同时，通过整理、研究和撰写《导读》，使读者从中选阅、借鉴，这是整理者们对弘扬中医药文化所做出的积极贡献。

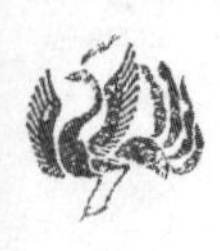

清代医家京师叶天士曾告诫后世学者：学习先贤的学术经验，不能“越规矩，弃绳墨”（《叶选医衡》），而古籍珍本善本的学术优势，就是它比较完整地保存了传统医药文化中的规矩、绳墨，后世学者通过精选、整理、研究古代医籍，为中医药学的传承、创新，指导读者阅习书中的学术精粹，更好地为大众医疗保健服务而有所贡献。

我毕生从事中医古籍、文献的学习与研究，力求与临床诊疗相融合。我很赞赏原人大副委员长许嘉璐先生在2013年北京国子监召开的“中医养生论坛”上说的一段话：“中医药最全面、最系统、最具体、最切实地体现了中华文化。”“中医古籍珍善本点校丛书”的编辑出版，是对弘扬中华文化做出的新建树，故在泛览该丛书之余，感奋、欣喜，并乐为之序。

中国中医科学院

余瀛鳌

2014年9月

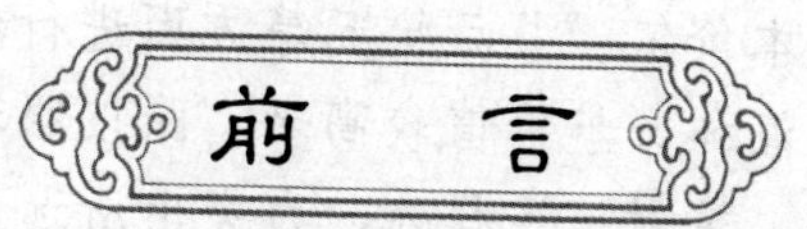

前言

中医古籍是中医学术的重要载体，蕴涵着丰富的中医文献资料和宝贵的医学精华。几千年来，中医古籍在流传过程中，或因家传秘授，或因战火兵燹，或因乏资刊刻等原因而为世人罕见，部分古医籍甚至成为孤本或绝版，其中大量历代医家的学术经验未获充分发挥与运用，几近淹没。中医珍稀古籍不可再生，对其整理和研究是实现抢救性保护与发掘的重要手段，对于中医药学术传承和发扬具有重要意义。

60年来，党和政府高度重视中医药事业发展，陆续开展了多个中医古籍整理出版项目，取得很大成绩，但仍然有许多珍稀中医药古籍有待发掘和利用。针对中医药珍稀古籍濒危失传严重的现状，2009年，国家科技部基础性工作专项基金资助了“中医药古籍与方志的文献整理”项目，旨在对中医古籍和方志文献中具有重大学术价值的中医文献予以整理和挖掘。

该项目研究中的一项重要内容，是以《中国中医古籍总目》为基础，参考其他相关书目资料，按照选书标准，选择40余种未系统研究或整理、具有较高学术价值的珍本

医书点校整理出版。这些珍稀中医古籍是从200种珍本医籍（均为稀有版本，仅存1～2部）中遴选而来，并通过实地调研、剖析内容、核实版本、详查书品，从学术价值、文献价值、版本价值、书品状况等方面进行综合评价，选择其中学术价值和文献价值较高者。除按照现行古籍整理方法予以标点、校对、注释外，为突出所选古籍学术特色和价值，由点校整理者在深入研究原著的基础上，对每一种古籍撰写导读，包括全书概述、作者简介、学术内容与特色、临床及使用价值等，对于读者阅读掌握全书大有裨益。几易寒暑，书凡40余册，结集出版，名为“中医古籍珍善本点校丛书”，以飨读者。

本套丛书的出版，对于中医古籍的整理与研究仅仅是阶段性成果，通过项目培养团队和专业人才也是我们开展课题研究的初衷之一。希望此项工作能为古医籍的研究和挖掘起到抛砖引玉的作用，以使中医学术薪火永续，为人类的健康和医疗卫生事业做出贡献。

限于水平，整理工作中难免有不足之处，敬祈同道指正。

中国中医科学院

曹洪欣

2014年9月

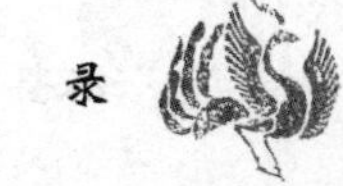

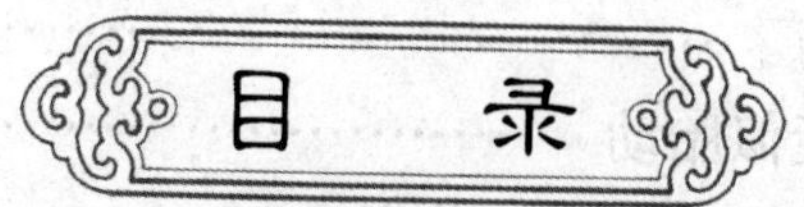

目录

冰壑老人医案

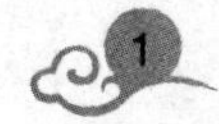

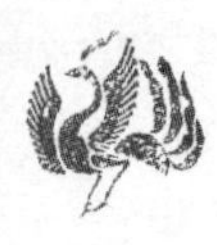

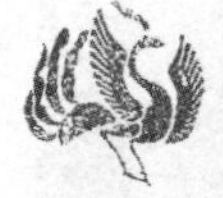

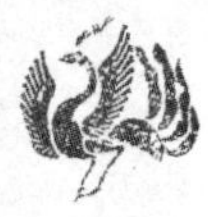

东皋草堂医案

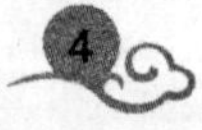

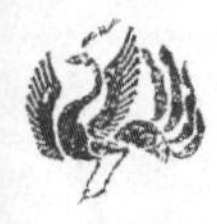

冰壑老人医案

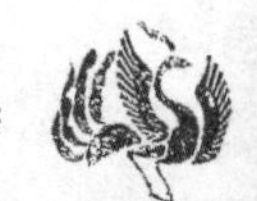

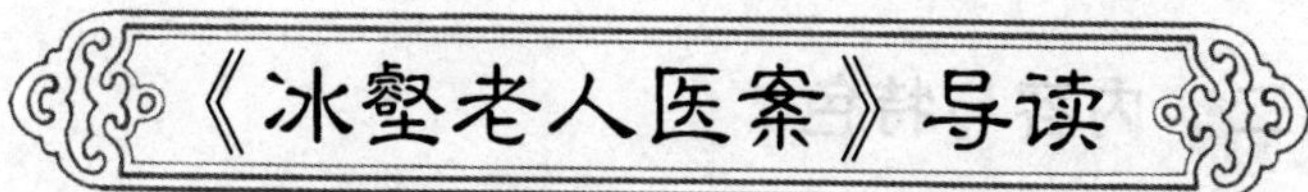

《冰壑老人医案》导读

《冰壑老人医案》不分卷，明崇祯刻本。原书又题作《金少游先生医案》，由明末吴天泰（谧生）、朱茂晖（子若）、薛珩（楚玉）、姚森（公静）四人辑录，孤本现藏于中华医学会上海分会图书馆。

一、著者与成书

金九渊，别字长鸣，号少游，晚年又自号冰壑老人。书首有吴天泰、金丽和姚森三人分别写的序，从序中可知，金九渊先生在医术上"刀圭神效，活人不可胜数"，在临证中"或守古方，或神明厥意，因病发齐（剂），新新不穷"，在为人处世上又"儒而侠者"。吴天泰在序中言，金九渊享年八十，无疾而逝，也正是在当年镌刻此书工竣。当时，金九渊的孙辈聘请吴天泰校书且委之作序，时为崇祯辛巳年（1641 年）腊月。据此推算，金九渊当是嘉靖四十一年（1562 年）生。另外，从姚森的序中称金九渊为"秀水大夫"，故其当为嘉兴秀水县人。此书 74 个医案涉及浙江、江苏和安徽等地域的病人，足以说明这个隐于方技

的冰壑老人在世时的知名度。

本书为追记式医案，为金九渊的门人辑录其生平所治的74个疑难病案而成。

二、内容与特色

金九渊是当地名医，生平所治获验甚多，此集是“拟刻其十之一以行”，凭门人追记而成，涉及伤寒、内科、急症、外科、妇科、产科、儿科、痘疹等诸病。该书的主要特点体现在“医贵识证、法贵圆通”，书中的医案虽然记录不是很全面，但是关键之处能够予以点明。

需要指出的是，书中所记之案，有因庸医识证不准而误治者，有因病情复杂寒热真假、虚实互见而难决疑者，有见识独特而卓然拍案叫绝者。其中辨证析疑之处、用药精要之处，习案自明，皆是阅读此书时须予以重视的。

从所记之案来看，辨证、识脉、立法、处方皆很简略，读后似无所凭，但从作者所生活的时代的医疗条件和认识的水平来看，能做到如此也可称得上是神验超群了。从阅读医案中，可以体会到一位胆见卓然的大医，临危不惧、行圆智方的风采，亦是此书可取之处。

原书每案并无标题，点校者特根据个人理解为每个医案酌加了简要的标题，一则以示病证病情，二则可见治疗独特之处，希望能够为读者阅读研习时提供一定的参考借鉴。

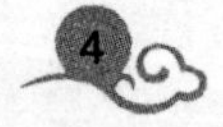

点校说明

本书以中华医学会上海分会图书馆崇祯刻本为底本，采取理校方式校点，尚有几点，需附加说明。

一、凡书中出现的异体字、古今字、通假字，一律改为现行通用简化汉字编排，不再出注。

二、对文中涉及典故，生僻、古奥字词，以及晦涩难解之句适当在页脚予以注释。

三、原书每案并无标题，为方便读者阅读研习，点校者特根据个人理解为每个医案酌加了简要的标题。

点校者

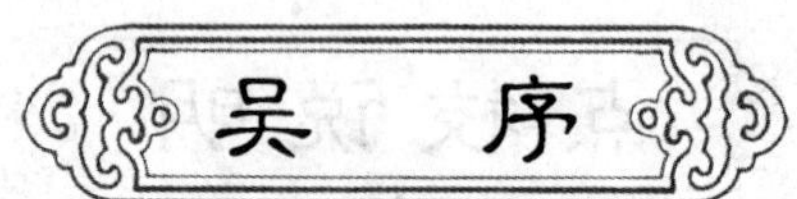

吴序

吾邑金少游先生，年八十，神明如少壮时，慷慨雄论，无问朝家典章，郡县故实，人物高下，艺事好丑，人人虚往实归。而刀圭神效，活人不可胜数，诸通家后学，拟刻其十之一以行，时先生尚晏然无恙也。十月十一日，忽无疾逝，余客还哭之。会刻已竣，冢孙、骅孙[①]属余雠校，且委之序，曰此先王父[②]意也，则小子天忝何敢辞。序曰：古籍自《尚书》、《春秋》及《二十一史》、《通鉴纲目》皆案也。世界当大蛊坏，辄有持世大医王起而药之，留遗成案，仅数十则。后之人或守古方，或神明厥意，因病发剂，新新不穷，要于救弊度厄，出九死一生，则一而已。若世本无事，妄庸肆扰，由于读古不精，故证候俱迷，惟医亦然。《灵枢》、《素问》古圣所并比于六经，至汉司马子长作史，著为仓公列传，以越人春秋良医，不可别序，引为传首[③]，征验栉

① 冢孙、骅孙：冢孙，嫡长孙。骅孙，其他孙辈。

② 王父：祖父。

③ 出自《史记·扁鹊仓公列传》："扁鹊乃春秋时良医，不可别序，故引为传首，太仓公次之也。"

比。斯医案权舆[①]，而陵迟[②]衰微，则迩且绝响。善夫子长氏之言曰：使圣人预知微，能使良医得早从事，则疾可已，身可活也。哀今之病者，何不幸而不获遇也。少游先生负异才深识，思以经术经世，不得志而精于医，治国去之，乱国就之，虽不沾沾小道，而神圣工巧时时出其绪余，以全活指授。是以喆胤闻孙，咸于制义诗古文外，妙得圣谛。佗慕学者，即不克尽聆其论议，要于成案，略具引申类长，可以意求。淳于意固云表籍所诊，期决死生，观所失所得者合脉法。然孝文皇帝诏问时，自谓年三十九少喜医药，医药方试之多不验，而受师同郡元里公乘阳庆，然后精良。犹未若先生之匠心理解，历耄耋而益神也。异时有良史者出，取而缀之本传，即太仓长绝技，吾知其不多让矣。先生姓金氏，讳九渊，别字长鸣，又自号冰壑老人，别有集行于世。

是岁为崇祯辛巳蜡日，携李[③]吴天泰谨序

① 权舆：起始，萌生。
② 陵迟：衰颓，衰微。
③ 携李：即今之嘉兴。

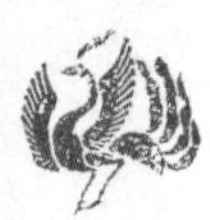

金序

嗟乎！困良骏于短道，徐奔诎矣。羁威凤于卑垤[1]，德辉黯矣。大贤而无由表竖，即抑其才，以振人之命，岂其志哉。若吾少游先生者，年跻上寿，德绝天区，良云卓矣，惜其怀天假之才，挟批导[2]之具，不获畀大权，振绝业，无以展先生奇，仅以鸿术极济一方，益无以自展，余其奈先生何然，先生之不获畀[3]大权，振绝业，则余有欣慰之私焉。以干将之威神，沉匿箧中，遇风雨而悲鸣，数试之其锋或折。先生忠贞天产，径挺无前，令其据要专制，不膏斧锧，或毙锋燧，宁肯周圜于世以白首哉。方其为诸生时，即以学较公愤，振义于时，一时之人景然从之，咸方之东汉诸君子，云后去诸生遂精禁方书，听声写形即能期决死生，以故群乡之人，望先生也急。于司命汉之仲景、魏之华陀、唐之思邈未知谁四，至胜国东垣、河间诸人，益无以处先生矣。呜呼！以先生之学，于法乎何憾！乃时略法以裁于识，以先生之才足以竟先生之学，更或抑才以绳？

① 卑垤：dié，小土丘。

② 批导：即批隙导窾，比喻善于从关键处入手，顺利解决问题。

③ 畀：bì，给与。

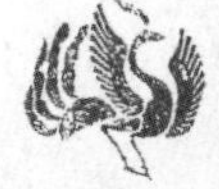

于法故能揆阴阳审虚实以察病之所在，尔夫垂毙之人先生立起之者，奚啻万数，而先生不之功。今谥生诸子仅以睹记之所睹者，识其十一，乌足以尽先生哉。虽然昔淳于意为人审诊多奇验，而司马子长之传之也，止三十余则，乃淳于氏之精良千载。如观今先生之医案，具在使千载下闻先生之名者神悚，读其书而神智开益，则诸子之功先生也，先生之功万世也。宏矣哉！

通家眷侄金丽兼顿首拜书于开益堂中

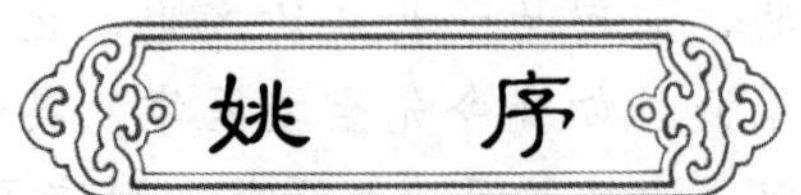

姚序

司马子长曰：扁鹊以其伎见殃，仓公乃匿迹自隐而当刑。故老子曰：美好者，不祥之器。岂谓扁鹊等耶？若仓公者，可谓近之矣，其意谓仓公匿迹自隐，类知道者，观其行游诸侯，不以家为家，或不为人治病。而扁鹊随俗为变，殆有好名之意焉，故不免也。要之，此两君则皆天资超绝人矣。夫人负其天资，羞称儒术，或发愤婴祸难，既不得志，宁逃于方伎以终其身，无意而名成焉。若吾乡长鸣金先生，盖近古所未有也。先生医案吴子辈列而叙之，以为先生所以决嫌微、定死生，足以上比古人者，有如此深以为此不足以尽先生也。深闻先生年二十为诸生，誉重乡党，间性喜侠鄙儒，每慷慨论天下事，群乡人窃笑之，先生不顾也，不妄交，读书必获独解，既一再试不遇，胸多不堪，尝独坐叹曰：焉能碌碌逐牛马走乎。会郡倅以细事屈辱诸生，诸生群而哗，几致大乱，人情遑遑，辍市者数日。变定，监司诘所为倡乱者，诸生皆惊。先生曰：众则勇，寡则怯，何愚也。惧罪而思避，贾祸于人以求免，大不义也。慨然谓吏曰：诘倡乱者，秀水丈夫金某尔，何多求为。吏乃以其名闻监司，当众哗时，先生实未尝与也，

既就狱，诸生咸敬惮其义，酒食相饷狱门之外，衣冠之士日百人，御史以其事上之天子，天子哀而释之，时年三十有三矣。方先生之陷狱也，沉夫人昼夜啼不食，亲戚爱先生者虑其忧毁。及出狱，则伟然带益幅矣。家人咸惊其度量，诚有以异于人哉！先生既匿迹于医，历今五十年，活人不可胜数，意不欲以医传，故未尝行游天下以邀虚誉，医案何足以尽先生也。深祖父与先生比屋而居，情好弥笃，先生文孙龙友，今代名流，与深为文章交，其所以称先生者，又如此故。述而序之，先生殆儒而侠者哉。昔司马子长才高气奇，乐谈游侠之事，深心契之。传先生者应自有在，又何敢以扁鹊仓公用相比方乎？先生殆儒而侠者哉！

后学姚深敬题

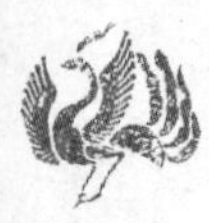

冰壑老人医案

金少游先生医案

后学　吴天泰（谧生）　薛珩（楚玉）
朱茂晖（子若）　姚深（公静）　辑

先生揆阴阳以决嫌疑，不待切脉望色而听声写形，即知病之所在，以故所诊，期决生死多奇验，至其权度精要，随时为变，夏能发方书所未发，不出千里，濒危而使之起者，万数不可具，悉而述也。即先生亦颇忘之不能尽忆，时于燕闲之顷，偶道一二，并得之知交者识如下。

伤暑误用辛温发散

项都督兰斋，暑月策马至徐州，患热病留逆旅，雇船南行，身热不食，抵苏就钱上池疗之不解。舟次平望，自投于水，舟人泅水[1]捞起，抵家一医以为伤食，一医以为外感，同视者四辈，先生脉之数而虚，按之少神。三医以羌

① 泅水：游泳。

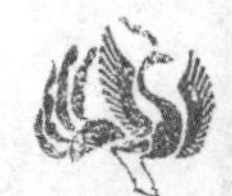

活汤加枳实、厚朴、生姜辛散泄气诸剂。先生曰：不然，伤暑脉虚，心数而芤，服前辛热泄气药必剧。奈众议益坚不可破，服更余，狂躁谵言，躁且足跃。乙夜其尊怡瓶公，偕倩徐大与踵门踞请。先生至，询其仆曰：自徐而南，必无小便。仆曰：未尝溺也。先生投辰砂六一散一两，汲井水灌之，未已，更进，便下如注，即安寝。徐投冷粥，饮清暑益气汤，十日愈。

越一年，金陵吴斗南甥，寓市曹庙，症略似项，而诸俗工亦用发散，增剧，先生先与粥而药之。

惊恐冒风发热误作伤寒治

石四封馆语溪[①]吕氏，先经震泽[②]斜过[③]，风涛大作，惊恐抵家，有房劳，即赴馆数日，热大发，语溪诸医以伤寒治，困疲昏瞀不识人。扶至家，郑声，循衣摸床，脉浮无根。先生曰：此神出舍，故魄遂虚烦，投以五味子一钱，人参一两，红花五分，酒制枣仁三钱，服之即酣睡。更余，苏曰：十二日以前不知所谓何药得瘳。其仲楚湘具述前事云，不延金至，兄逝久矣。

妊娠患疟误投温补

石楚湘内人陶，怀妊三月患疟，发则先战，床席震撼。

① 语溪：地名，位于浙江北部，今桐乡市崇福镇的古称。

② 震泽：古镇名，地处吴江市西南部。

③ 斜过：嘉兴方言，即吃过饭。

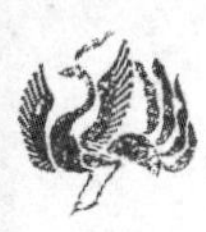

石苦善堕胎，每三月必坠，适其期矣。医某以大剂参、术投之，战甚。邀先生抵乡，至三鼓矣。脉之，大而长滑且弦，先生曰：此阳明实热，大喘大汗，焉用补？为投以石膏一两，佐以黄芩、知母、竹叶，汗喘立已。越明日，疟遂止。其翁少塘粗识药，问曰：夜服者益元散耶？先生曰：石膏。乃吐舌作错愕状，先生曰：石膏胎安，滑石胎堕，大径庭也，石乃前首肯。

戴阳证误用寒凉致死

后数载，其宗弟泥丸，首春患三阴症，俗工见其目赤，投黄连汤二剂，至三日邀先生，先生曰：此戴阳症，三阳亡尽，孤阳丙火戴上，直视发指，鸡鸣死。至期果验。

阴寒腹痛误作冒暑治

屠庚朏妾，时长夏夜半腹痛，大吐泻，一医以冒暑治，投以盐水丝瓜汁，濒危。傍晚延先生，脉之已脱，手足寒将过节，先生用当归四逆汤。但附子太熟，黄昏脉之，脉仍不至，先生曰：子亥乃阴阳之交，四肢不温，脉不至危矣。复进生附子七钱，足温脉起，痛渐已而苏。

阴寒证误作伤暑治致死

后一年，葛伯明内人，症类屠，而庸医某进黄连香薷饮，冷饮二服，邀先生。先生曰：人清脉脱，桂附无能疗，日高舂必毙，果然。后此如钱太寰岳曹棠溪子，皆暑月三

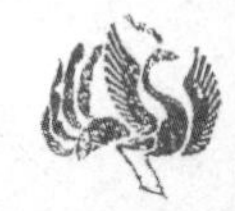

阴症，而俗工以寒药杀之，悲夫。

直视脱汗服参附生脉救逆

屠贵长病，目瞪几直视矣，不能言，汗出如蒸，脉浮无根，其季父敏澜急邀先生。先生曰：属在世好，无他言，但信之专方治。至时巳刻矣。先生曰：脉浮者阴尽，阴血乃阳气所生，且流汗无伦，投以黄芪一两，参一两，门冬五钱，五味子三钱，熟附子一钱。或曰：用附何以？先生曰：热尽寒起，势所必至，此药连投三大剂，且频进独参汤，至申目渐瞑。先生曰：可生矣。瞑逾时能言，问曰：先生何时来？答曰：巳刻，乃听然笑。

堕胎胞衣不下服抱龙丸畅下

沉初平内人，屠庚朏妹也，初滑六胎，至某年妊三月腹痛，延先生。夜半血至，胎动脉如丝，不可寻，手足渐冷，愈痛脉愈脱，汤药入口即呕，初投参、附、藿香兼行血药，入咽即出，一昼夜皆尔，复增喘急。先生亦蹙额，苦其药不可入也。加诃子、干漆，药受十之一，渐进至勺许，胎方堕而胎衣不堕，惊怖几于蚁动，如牛斗矣。先生沉吟久之，进抱龙丸[①]如皂角许者十五丸，胎衣堕，惊定方

① 抱龙丸：方出《太平惠民和剂局方》，由茯苓、赤石脂、广藿香、法半夏、陈皮、厚朴、薄荷、紫苏叶、僵蚕、山药、天竺黄、檀香、白芷、砂仁、防风、荆芥、白附子、独活、白芍、诃子、荜茇、白术、川芎、木香、朱砂、天麻、香附组成。具有祛风化痰，健脾和胃之功效。主治脾胃不和，风热痰内蕴所致的腹泻，症见食乳不化、恶心呕吐、大便稀、有不消化食物。

进大补气血之剂，时两昼一夜已。先生亦不解带，不安寝。后以大造丸加味疗之，遂得实，育数胎，而先生未尝居其功也。抱龙丸催生，非先生莫解，学者识之。

热疟嗜冷成寒下法治愈

先生之伯双泉公年七十，患疟热多，恣饮冷汤不已，频饮冷水变为寒症，身凉脉迟沉见鬼。延诸医，诸医咸缩手，或有下之者，而下后不解。先生曰：沉迟，寒积也。正丹溪所谓：有数下之者更进小承气，下浮沫一二碗许。痢减病愈后，至八十四而终，尝云十四年皆侄再造也。

心肾不交昼夜不寝

武塘铨部计明葵夫人，昼夜不寝者八月，无医不延，往金坛就王宇泰治，亦不效。时四月，其外弟张翀玄偕先生往脉之。两关洪大，浮有余，沉不足，独左手尺脉微，右尺亦大，询之善饭。先生曰：此非胃不和卧不安症也。睹其所服药案，人人茯神、远志、枣仁、柏子，无一臻效。先生曰：此肾虚不能制心火，心肝两炽，补之反实，以肾气丸减泽泻、茯苓，加人参、五味熬膏服之，渐得寝，徐遂安卧。

虚火瘵嗽用补而愈

越十年余，明葵女，黄履中室也，半产两度，天启丁卯客建业时也。因循至戊辰春，眠食俱废，且苦瘵，恍惚

殊甚，诸医以其挟火、挟痰且嗽不敢用补。二月，明葵长子可权踵门请疗，先生脉之，寸关浮滑。先生曰：不但不食不寝，必多汗易惊，大补大敛方得，投以人参三钱，五味一钱，黄连、归芍等剂，履中曰：五味、人参得无犯肺热之说乎？先生曰：诸医正碍此耳。久嗽用五味，久汗用独参，服之神必宁，药进火退，嗽减痰渐降，进谷而卧。后以大料熬膏，入龙齿、归、苦酒、红花，更以河车膏峻补。用河车者，因其病源从胎堕起也。

虫积腹胀痛

先生仲子宝臣，十二岁时，中秋饱食，当风卧，初腹肿痛，以胃风汤二三剂治之稍愈。四五日，腹大痛，坚如石，筋青似鼓状，治痰、治积、治血、治臟俱不效。鸠尾上下横亘一块，斜连侵腹，约尺二三寸许。先生曰：奇疾，余颇能疗，何当局而迷耶。约半年余，不但食减，食至前大痛而吐矣。先生曰：嘻，向余亦错认耶？鼓掌恍然悟，集杀虫药三十味，以轻粉制过，杂以大黄，夜投鱼汁诱之，进药五钱，五更泻至明，约虫斗余。至午后霍然言笑，而大蛔徐出，长二尺余，大几如笔杆。先生曰：此恶孽不出，吾子死其吻矣。数年后，稳婆相氏三月不能饭，进则呕，脉之无病，先生亦以虫疗而瘳。

妊娠虫积疑似胎动

戴不疑妾，妊八月胃腹大痛，医进安胎药，先生脉之，

非胎动，问曰：吐酸乎？曰：然。先生曰：胎痛八日堕矣，非也。化慝汤减槟榔，二剂立已。

虫积发疹等症不特小儿独有

今之俗工徒知小儿虫积，而男妇皆有虫症，茫然也。如今之壮且老者，患时行疹子，亦皆茫然，症似伤寒而脉非，大喘大嗽大胀，骨节皮毛皆疼，亦易识也，何愦愦者接武。先生近疗乔守泉长子邹凤岗女婿南宫羽流、任生、俞绮生诸辈，不可殚述。而姚君复母夫人年八十有二发疹，先生独识而疗之，尤可异也。东关沈尔玉亦疹，而俗工某谬为伤寒，不能瘳，先生二剂即安。

血疟误补成瘀

郁黄僧乙丑秋，初患疟寒热有时，俗工治之及二旬矣，治虚治痰参术杂投，躁扰日甚，诸医坚认为虚妄也。至八月望始延先生，脉得沉涩，按之中坚，便通似下坠，而溺短涩，先生曰：噫，此血疟也，向补非矣！投桃仁承气加柴胡、当归，便见衃血矣。诸俗工不信，更进参术一剂，不识人，妄言妄见，技穷罔措。有家有者，先生大笑，投以桃仁承气，玄明粉五钱，滑石五钱，辰砂三钱，下瘀血十余日安。

蓄血发狂

邹鸣庭，疟五日后大发狂，骂詈搏击，奔入祥符寺，

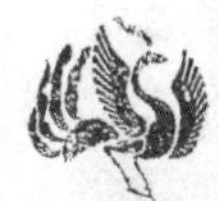

裸形飞趋，其弟掖之，至大啮人，诸医为痰为虚治，罔验。先生望其色黑且滞，曰：此忧恚血郁，血蓄发狂也。生大黄、桃仁、赤芍、枳实两大剂，下黑血几及半桶，即熟睡而苏。两生症相类，而不知黄僧为如狂喜忘，鸣庭为发狂，颇有差。黄僧病久，鸣庭病暂，治亦异也。

真寒假热

曹棠溪妇，六月脉沉迟，烦而渴，自言身大热，须冷水。先生曰：此阴独治也，无阳气以和其阴故尔。饮冷必厥逆且自利，用当归、桂、附佐以升麻，利止病亦已。

阴证喜凉死证

绍兴吕氏妇，胃脘痛四日矣。先生诊之，身凉脉脱足冷，亦须冷水。先生曰：曾饮否？傍曰：昨问医某，云可略饮半碗许。先生曰：呕黑水胃先败，脾之数五，足冷无脉，五日死。诘旦[①]毙矣，与曹症相似而不同。

痘证濒死参附救逆

姚静而六七岁患痘，濒死矣，乃翁君复延先生。一见云，非大补不能生，儿虽幼，用独参一两，略佐附子，遂有生。

---

① 诘旦：平明，清晨。

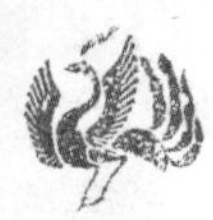

双身妊脉

大凡双躯者，脉与寻常怀妊者不同。崇祯戊辰，屠韵玉室妊三月后，屡延先生诊。先生云：令弟必得男，君家夫人或左手盛，或右手盛，难决。娩时一男先堕，间一昼夜而一女堕。稳婆薛云：第二不动，一日夜必毙于腹矣。先生细诊之，脉洪滑有神必生。果生一女，屠氏以为奇验。是岁八月，葛伯明之室七月堕胎，逾一月，至九月二十八日又堕一女，双躯者必同胞。故同时产者十之九，屠与葛变常至此。或问先生曰此何故？先生曰：两家之双各胞，故迟速如此，不然胞破而儿何能安处腹中乎？是年朱君平之室亦双躯，其脉双弦，正合其症，此易决也。

间日疟温补而愈

沈仲暗患疟，间两日一发，发必黄昏至鸡鸣而已，几一年所。浼张翀玄邀先生先生诊之，曰：两尺微紧，两关不弦，此肾虚也，用桂附十余剂，以竹量肾俞，艾灼数壮而愈。

痞积发热

朱子蓰年十六，发热无汗，肌肉日削，诸医以为童子劳也。时文恪公造请曰：昔六郎病热，咸曰伤寒之阴阳交而不治，先生以瘅疟疗之，二剂而瘳，此孙果童男劳瘵否？

先生曰：年虽十六，其症毛焦色黄，小便浊，乃五疳也，芦荟、胡连必用之药，疗月余而痊，复灸中脘、大杼、合谷病霍然。

逾数年，虞乾飏给谏之从子，年十五，发热，诸医亦谓伤寒余热，赖乾飏笃信先生，先生亦以疳积治而愈，但用药不同尔。

内伤元气欲脱大剂温补救逆

葛伯明因其室久病濒危，延先生疗，疗之有起色矣。伯明坐劳顿，且挟痰热，发内伤元气之症，亦了了也。俗工每见身热，概为外感，妄表之，因而神出舍，狂言不瞑，烦且发躁，诸医错愕，碍其身热也。先生用安仁丸起剂，加人参六钱得寐，先生戒其毋妄想妄动。未半月，值岁暮事猬集[1]，应酬稍烦，发如前而神理起居异昔日，加目瞪口呆，面青不语，手微厥。先生亦攒眉诊之，幸无怪脉，如前治法，大剂参、芪用温药佐之。时方极寒之令，值极虚之症，《经》云：补可以去脱。伯明两死而复苏，得大补之力也。

暍病致痢，火极似寒

新安程君鉴患血痢，时盛暑，从钱塘趋舟来，夜卧船篷上，自疑受露寒之气，好饮百沸汤，用火炉烘其腹，南

---

① 猬集：喻事情繁多，如刺猬的毛聚在一起。

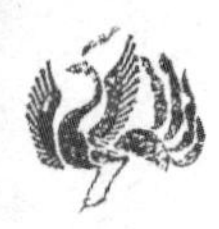

宫羽流某同俗工某先投以姜、桂，痛甚而利更频。先生诊之曰：心脉独数，诸部皆虚，此伤暑脉虚也。暍病伏于肠胃，故火极似寒。扶程至井旁，汲新水与饮，程毛栗不欲饮，强灌之至二三碗，即不畏寒，投以黄连三钱，生地、当归、滑石、黄芩等剂二服，更以西瓜汁频饮之，翌日瘳。

中酒发黄

平湖于圣初，为郡名士，援例入贡，铨授[1]四川县尉，失意中酒，因而发黄，渐至中满，足腹咸肿。时在京，亲知无不危之，咨访诸友，欲归郡求医。毛修之、金伯坚皆云非先生不能疗，促曹仰溪（园居）延先生。先生曰：此郁痰病也，素必善饮酒，酒性太热，湿痰积中宫，不嗜食，心快快不乐；遗热于小肠，溺不利而肿。以风化硝、茵陈、黄连、神曲、姜朴十余剂，投之黄退食进，不用山栀者，恐寒胃与湿同类也。

半夏治姜致喉痛症

项鉴台多啖新姜，喉痛甚，医投凉药愈痛，先生思之，以生半夏投钱许，立止。医者意也，半夏制姜，姜制半夏，一转移耳。后数年已巳，先生遇鉴台于途，一见大愕，归语仲氏凤仪曰，明岁弟与鉴台不复做主宾矣。时凤仪馆于

① 铨授：选拔任命（官吏）。

项也，后果验。

妄投凉剂治虚阳浮散

岳中丞石梁，邀先生诊。其季石钟以为病未进，欲先生商酌方药，前五六日有俗工妄投凉剂，初不云其剧也。先生诊已，索楮笔题云：脉脱尽兼以汗喘虚妄，面颊微红，此孤阳独浮于面，过午必发厥死。石钟方骇愕，与长公石帆先生至，强先生疗之，虽用参附等药必不济，未申果死。

热疟服黄连愈

徐夫人居丧病疟，时酷暑烦躁，先生以芩连知母为君，其戚戴玉衡辈咸云：此方如黄连，内嫂必不用，果如其言。先生即归，曰：彼云知药性，妄也，医者未尝识本草，况女子乎？徐不能强，服连烦躁安、疟渐愈。徐夫人素羸瘦，兼有血症，禁方及阴阳家书未尝去诸左右。先生处方治之，血不发，由是非先生之方不敢服，即有微疾不敢延他医，他医之药必驳论得失而不用也。

疔疮痈占不治

沈司马继山，左足三里穴患疔，少年多游平康，浴而痒作，令人搔之，脓而成坑，自疑为结毒块穿也。延一僧治之，用药纸贴两月余，愈剧。先生视之曰：疔也，以九

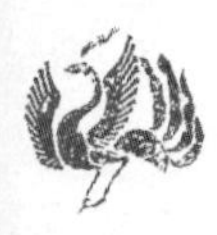

宫法占之，七十岁穴在三里，见脓血者，犯尻神，必不起。医某曰：余方脉，非疡医也。先生曰：癣疥之疾亦气血乖和，皆医者事，可他委乎？竟毒上攻，其股如墨而毙。

赵当世主政，风府患痈，俗云对口疮也。一医用刀乘硬开之，来问先生。先生曰：杀之矣，何须问？七日殒。

项秦望年三十二，毒发耳后，先生亦以九宫法计之，克期而死。

姚养吾，司空罗浮公弟也，背痈不食，神昏，平日大啖者。先生对疡医云：色黯七恶现三，必不能疗也，果毙于痈。

疔疮寒遏服温补获生

朱擎宇，濮镇人，为府椽，考满居京师，同室居者，患疔死。彼危而亟归，背痒，草泽人以生地、骨皮使服之，且数斗矣，不食不焮[1]肿，先生频投之以人参、桂、附，能食，脓大溃，得痊，盖地骨皮寒甚也。

背痈服寒凉太过致败

仲小溪人肥多痰，患背痈，里中马某治半月，始延先生，且语曰：素闻公言背痈不可全任外科，故敢相邀先生。因问曰：痛否？曰：不大痛。视其疮塌脓清，对马曰：向何不温补？服凉剂大过，痒即至矣。早决之，日晡自用手

① 焮：Xìn，炽热红肿。

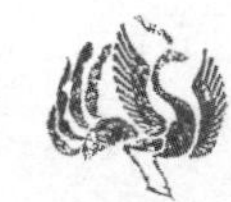

反刳其败肉盘许而卒。

痈疽不治症

刘方瀛患背疽，尺有奇，蝌蚪黑而坚，此初时亦服黄连三四剂矣。先生曰：非日服参附一两，难脓、难收敛。武林医某，必不用问疾者，皆左袒之。先生归，某举北星关姚某来，灸数十处不知痛，后不食死。

桐乡许凤楼，与人讦讼①，在郡城发寒热，足大痛，右热于周身，使仆人湿纸试之，委中先干，决其痈发必死，逾三月，沈绍山在桐，视其痈不能施治而殒。

邹六官大渴，左环跳连腰痛，先生诊之云：附骨疽也。不之信，半年后痈发，腐骨而毙。

小肠痈下脓乃愈

项虞中母，素有血瘕，忽左胁连脐大痛，时疡医某擅作痞治，痛甚。先生诊其脉，大小肠芤，患在左，小肠痈也。过三日再诊之，脉数，决其有脓将溃矣。大与排脓之剂，下脓血。数日后以太乙膏丸二三两吞之，渐愈。

痘证伤食内陷下法乃愈

先生从子君采，乳少伤食，痘至五朝，色黯，胸中痛

① 讦讼：控告诉讼。

极不能按，举家惊恐。而诸医泄泄，仍以蝉蜕等药发之。先生曰：痘亦有汗、吐、下三法，此儿食伤重矣。因以承气汤下之，宿垢中尚有宿食未化。手足阳明通利，痘遂大发，于是举家方庆再生。

奇经八脉病

黄淳之室，庚午秋，娩身后腰胯痛，痛久脊膂突出一骨，一二寸许，腹下季胁发一肿，如拳大，每抽掣一痛，遍身如刀剐。不能行，不能转侧，每欲舒展则妇女七八人舁[①]之，三吴医者莫不就诊，无效。辛未秋，延先生诊，其脉无他，兼以饮食不废，先生曰：奇经八脉俱受病矣，幸十二正经无恙，中气不虚，可疗。淳之问其故，先生曰：脊梁突督脉也，季胁痛肿腹与胃痛冲任也，两足筋急不能屈申，阳跷阴跷也，腰以下冷溶溶如坐水中，带之为病也。初进二仙膏二三两，煎剂以骨碎补续断为君，佐以温经大养气血之剂，四服痛即缓。继以鹿茸、河车自然铜、骨碎补等剂为丸，服一半即能下床行动。疗此症不过两月，亦神效矣，愈而妊更属意外。其季胁近胯之瘤为庸工决破而死，惜哉。

疝　痛

项仲展孺人，冲任受病，每小腹下痛，上升至心坎，

---

① 舁：yú，抬。

则手发厥，不能言，不省人事，昼夜痛不绝。庸工以为痰，服竹沥寒更甚，痛欲绝。先生诊曰：此疝瘕也。女子七疝，医者不谈，以为闻所未闻。先生用桂、附、高良姜、秦椒为引，痛渐止，又附子温中数服，安。仲展语先生之从子曰：非令伯，则余妇亦金双南长君之续矣。金以三阴症，庸工投黄连、竹茹，半日立死故也。明年壬申七月，其症复发而身热，先生因卧病不出，延诸医治之，俱温补而芪、术、人参大投，热愈炽，急延先生，先生舆疾往诊。其右寸七至，右关滑实，先生笑曰：再用补法必发狂躁。用祛痰降火药，倍竹沥，既用玄明粉，便而身凉。呜呼！实实虚虚，医杀之也，正此之谓乎。

痎　疟

平湖杨剡生痎疟，医者进香薷饮三十余剂，他如小柴胡之类，不可胜数矣。邀先生值暮秋，时尚有余热，患者重衾蒙头，畏风寒，其脉虚微，不弦不数。先生曰：伤暑脉虚，伏热在内，火极似寒，非真寒也，减衣被，撤其帷。黄连解毒汤数剂，进粥得汗而身凉。此症坏于香薷饮，香薷饮医者以为妙药，杀人多矣，先生别有论。

关　格

平湖郭尧夫，直指郭丹葵子也，患关格五十余日矣，行坐俱废，四人举大被如网鱼者，舁而登舟，赁房求医。先生诊其脉，微甚一线，不绝耳。用十全大补汤倍参芪，

下卧二人作褥，雇二媪供以人乳，食渐进，二便续通，二十八日霍然而归。盖关格死者十之九，疗法亦奇绝也。

呕血发热

海盐钟贞侯，呕血发热，适督学岁试，心甚惶惑，先生戒其勿食，药独啜童便一二碗，研辰砂服之。试日，血不发，养病景德禅寺，昕夕治之，瘳。近岁除归家，诸事骈集，且不戒色，早青而死。贞侯之父子向右喉患一核，近会咽，口痛且燥，日服橄榄稍安，后不能进勺水而殂。子向方正，偏好外人，皆云圊童广疮毒。先生曰：非，乃金石毒也。

因虚致实，补而兼攻

徐司马玄仗，七十余矣，患潮热不食不眠，秋时虞乾飏来求先生医。脉之，右手关前实，先生曰：胸尚有垢，纯补非也，但病久补而兼攻，用参不用术，养血润肠。投一剂，下宿垢如拳者二三枚，诘旦其子中明大喜，先生曰：以后当节食。聚讼者多邀先生不往，苕溪一医来治，两月而殂。

火症阴虚

岳司马石帆，患火症阴虚，发必午后，黄昏剧。苕溪医某与诸医以为久疟，发散太过，加自汗热发，或以铜镜

自挹欲引冷。先生脉之如丝，曰：血虚甚，气将焉附。五味子三钱，加以人参、贝母、门冬清久郁之痰，当归、黄芪、牡蛎涩以治脱，安卧汗止。但石帆好色，肾虚骨痿不能行，日趺坐，疗三年后，惜不守禁忌，纵欲而毙，视玄仗又长生矣。

难产交骨不开治以威灵仙

一友人爱妾临产，儿首出门，仅颅之半，坐蓐两日余，危殆几死矣。望问切，孕妇俱不听，不欲服药，待毙。先生呼稳婆金询其状，金以十指示先生曰：自十九岁行此业，不意今日指皆坏。先生曰：交骨不开耶？金曰：铁铸同坚，无从运一指。先生用佛手散，方沉思，忽大鼓掌云：觅威灵仙一味，大料加之。友人问其故，先生笑曰：非尔所知也。服两剂而胎下，产症催生，千古无此法，先生独创之。异日宝臣问此何义，先生语之曰：软骨。且曰：余疗危笃，常出奇，得意独此着。

胎堕须问胞衣

半产胎堕，切须问胞衣。陈甲妻胎堕七八日后，大痛不已，以前不服药，不用稳婆，忽堕一胞，痛减。吕若我仆妇堕水，胎死日久，而产稳婆因其腐烂，零星取出。先生因问：胞衣取出否？稳婆谬云：净矣。痛日甚，此妇素贪饕，诸医以为停积胸中而痛，作食作血疗之，毫不减。月余左胁近腰肾处穿一窍，胞方堕，腐秽极矣，朝下胞而

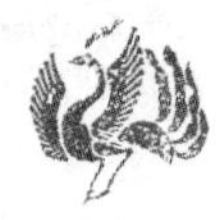

妇夕毙。

项仲展孺人亦半产，产后怡然无大疾痛，八九日后腰腹忽大痛，如欲产状。先生云：怀娠方三月，不经稳婆，胞衣或未净乎。以佛手散二剂投之，果堕一胞而安。如不经识，胞不下，亦杀人也。按佛手散古归芎耳，先生加入桃仁、乌药、红花、益母草、石菖蒲。妙在菖蒲，此先生独见也。痛甚服之，应手而下，抱龙丸人皆用以治惊坠痰祛风，而不知用以堕胎。先生屡用神良，非其人难以语此。

无根脉断生死

伞贾罗季阳求诊，先生诊毕，问渠有何患，答曰无所痛楚，先生曰：汝肯抵家将息否？首肯曰可，即括囊托其同伙，亟归余姚，一日而首丘[①]。先生怪其脉无根，罗亦笃信。

离魂病

徐太乙女，年十六，许字[②]苕溪闵。闵巨族，而太乙日窘，女忧虑不食不寝，长卧目不瞑。太乙往郡城售丝未归，女卧床上自言曰：若许丝，止价四钱八分，不满五数。侍者询其何以知之，答曰：余方随父入市也。太乙归，先生先问其丝价，太乙言其数果符。先生首肯云：此离魂病也，

---

① 首丘：亦作“首邱”，即归葬故乡。

② 许字：即许配，许婚，许嫁，都指允婚。

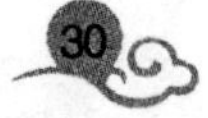

先贤以人参黄连治此症，先生加以龙齿安魂等药平复。于归后，依然生育，无他恙。

朱五一妇张氏，虚脱后亦患离魂。自言我日坐梁上，见金公来处方施治，自知不卧床上也。先生曰：魂气归于天，故升高也。先生之姻家施惠仓病，及愈，对先生云：每日与亲翁同诊，卧床者另一惠仓也。此皆离魂病，非先生莫辨。

痘疮危证

海宁陈无为次子患险痘，三朝先生视之，断曰：此痘凉药升发，起胀后温药唤脓，热药收靥。诸医闻之骇愕，先生曰：毒盛枭红，非清凉腠理火炽不能出，火退则寒起，温以串浆，气血化而成脓，恐不接续，四物四君子草木之气不能峻补，大剂班龙膏参芪何首乌治之。频死者数四，患痘毒五而苏，海昌以为奇闻。

痘无正浆，必藉臭腐，或发痘毒数处，常转危为安。独吴某之子某，方五岁，痘如麸而白，遍体无缝。先生视之，无疗法，恃饮食大啖。先生曰：此或冀其万一，然不可必其无虞。进震蛰丹[1]一服，稍红片时，寻又白矣，后听其食而不药。八九日，自以手周身揩摩，揩皮之里，皆红色新肉，自愈。先生每曰，余视痘五十余年，仅一见此。

---

① 震蛰丹：方见《痘疹仁端录》卷十四，由鹿茸、胎骨、晕鹅蛋（灰）、当归、人参各等分组成，为末。主治虚寒痘症。或加紫河车。

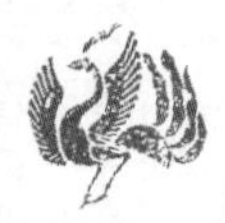

奔　豚

薛贞宇冬月寓杭，春半而归，天寒肾王，患奔豚，医两月不识，人清食日减。薛，石婿也，石氏闻其将亡，欲集赙絮来。先生笑曰：此症鸣而上少顷，鸣而下否？薛曰：然。先生曰：二剂愈。薛笑曰：君神仙耶？先生投以五苓去术加桂，果愈。长浜徐某亦患此，草医以凉药杂投而殂。

热厥为热药所误

盛鼎卿室人，患热厥，庸工以手足寒误投热药，非一二剂矣，甚至桂附皆数剂，病者口糜喉痛，齿腭俱腐，遍体印疮，粥饮难进，不食不寐几月余。先生不远行者久矣，因谭元孩朱子庄踵门屡恳，破例一往，投以犀角地黄竹叶石膏二汤并进，两剂即安，寝以吹药疗其喉，遂啜粥渐愈。

伏气晚发

靛客李毓奇，福建福清人也，患晚发[①]病，头痛似温疟而实非。是人多内[②]，两尺大动，以知母、黄柏疗之热退。但久不寐，生地频投不效，以黄连鸡子汤[③]一剂即睡。东汉

① 晚发：伏气温病，感而不发，逾时乃发。

② 多内：房劳。

③ 黄连鸡子汤：即《伤寒论》黄连阿胶汤，由黄连、黄芩、白芍、阿胶、鸡子黄组成。主治心中烦，不得卧。

张仲景立此方，历唐宋千百年无人敢用此法，对病即瘳。他医必以时疫汗吐下治之，死不旋踵矣。此辛巳夏初也。

数年前，曹麟生症与李相似，其伯太玄先与人参白虎汤二剂。先生曰：此失投鸡子汤，更犯非白虎症，误服者死。又犯秋戒白虎，不十日而殂。

痫　证

平湖杨飞棘病痫，己卯乡荐后大发，发必震怒，多言烦乱，当湖之医痰治，牛黄琥珀之类久而且多矣，将计偕，就先生治。先生曰：此心肝二经病也，得之妄想过思。杨曰：实从闭关起。先生曰：子能令母实，故肝火亦炽也。以黄连为君，实泻其子。守先生方，遂霍然不复发。

暑病昏愦

项楚东别驾，庚辰夏病热昏愦，庸工以为伤寒症也，不知其下何药，但戒其家勿饮食，七八日矣。其子不淄眉雪急甚，浼朱子药力恳。先生诊之曰：此暑病也。见其姬妾多，谬以为房劳，又不敢以滋阴进，鄙哉庸工！先生先令啖西瓜甚多，病者曰：目大明，胸大爽矣。黄连、生地、清暑益气大剂投之而愈。

阴证似阳

真如葆辉，庚辰夏月身热中清，杭僧用小柴胡数日，

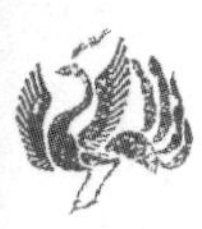

遂虚妄郑声，发躁不眠，眼赤足冷。时休宁江皜臣，以镌玉章授葆辉，下榻其寮，甚危之。日晡入城，延先生舆至真如，暮矣。诊之，脉已脱。先生曰：此阴症似阳也，急投四逆汤加人参三钱，脉渐复，手足乃温，冶五六日而霍然。葆辉之再生，虽先生功哉，亦皜臣力也。

热证误用汗下，清法治愈

朱第五，辛巳患热症，时瘟疫满城，俗工以表法下法杂进，热逾进，腹逾果。人皆以为内伤食太重，又欲以硝黄治。先生诊其右手数而空，以三黄汤[①]加以滑石两许即瘳，先生对宋楚珩云：如投承气即谬矣，宋亦首肯。

蓄　血

高季仙患血疟，诸工不解其蓄血也。入门投白虎汤谬甚矣，柴胡枳实之类杂进，直至便血，众方治积，积未已恐其虚，又饮参。时七月酷暑，屋隘如焚，季仙坐一杌，身如磨旋，手振舌卷，持捉不定，一昼夜矣。先生令迁以稍凉之室，以冷汤调滑石一两，辰砂五钱，从午服至四鼓即睡，至明而苏，视明听聪，自亦云：复生矣。自是蓄血未尽，疟未止，久病素羸，气血不能接续而亡，惜哉。

---

① 三黄汤：方出《千金翼方》，由大黄、黄连、黄芩组成，主治三焦壅热，烦躁谵语，腹痛胀满，大便秘结。

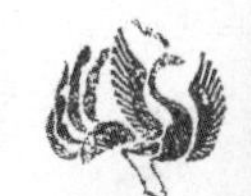

郁　证

晋江杨约庵，庚辰甲榜，除[①]重庆大足令，舟行病热，扶寓天宁。庸工某以时行疫症治之愈热，水谷不进，大满。殊不知脉无外邪，沉而微结，此郁症也。贝母为君，佐以香附、当归、黄柏、上甲，热渐退，思食，感谢而去。

海底发

朱子芜，谷道[②]右边发四疮，先痒后痛而溃，阴囊之后复添一疮，庸工酒醉，乘硬缪刺之，共六穴矣。每穴泛出脂肉约二三分厚，脓血旦昔不止，两浙疡科咸治遍。先生一见即曰：此疮余不经识，有识此者，愿师事之。仰卧两年，居杭数月无一效，肉削贴骨，辛巳夏月尻尾出虫碗许，食渐减，八月终旬，先生诊之云：不三日矣，遂舁升归，得首丘。

衄血齿血

姚子家子，衄血、齿血，倾泻不止，面目肿胀几危。诸医杂投以调血药，复剧。先生以桃仁承气下之，一剂愈。此因饮食过饱，呕血呕不畅而肿胀俱作也。

---

① 除：任命官职。

② 谷道：指肛门。

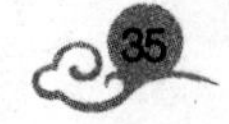

蛔　厥

徽州程仁甫妇患蛔厥，厥而发热，大痛大吐，水饮不入，药亦不受。一医大言能疗，至一日投七剂，病者云：再一服速我死矣。其兄升甫延先生治，先生曰：一剂可瘥矣。化慝汤加雷丸、川楝、乌梅立止，蛔症如戴不疑妾。周振伯妇治之不可胜纪，俗工不知蛔症，何医道之寥寥哉。

心火暮发寒热

朱子荃潮热，每暮发必先寒栗，诸医以为疟也，数投柴胡，诸药无验。先生诊已，曰：此心火也，宜进黄连。一友力止之，曰：症明似疟，服连必剧矣。子荃不之惑，二剂而瘥。诸经皆可发热，而心为甚，世人不解，遇热即以为外感而发之，此俗工之所以杀人无算也。呜呼！医道难已，岂可与至愚至贱之人言哉。

东皋草堂医案

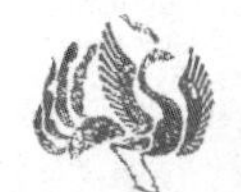

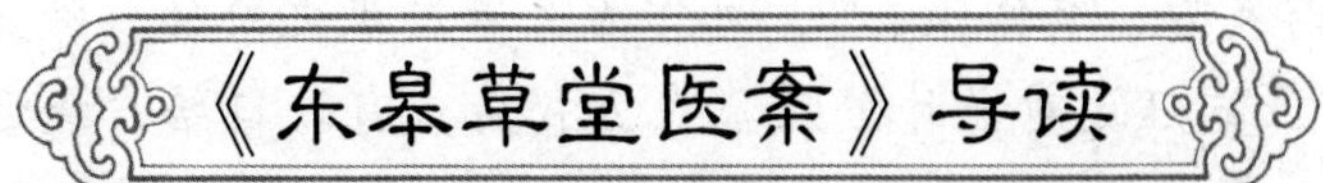

《东皋草堂医案》导读

《东皋草堂医案》不分卷，清康熙刻本，清代王式钰撰。现仅存孤本，藏于中华医学会上海分会图书馆。

一、著者与成书

作者王式钰，字仲坚，又字翔千。约生活于清代早期，为儒学世家，其人“博学善属文，名重词坛久”，曾被诏博学鸿词而未就。后以医为业，并与当时名医程应旄和喻嘉言交往甚密，常师事之，得以请益咨询，加之勤奋聪颖，医术由是精进，名噪吴门，著作仅存《东皋草堂医案》。

书首有三篇序言，即“新安程应旄郊倩”、“洞上震岩道人兴机”、“虞山二痴道人冯斑”。三篇序言中均对王式钰的人品、医术和治学的精神给予了高度的评价，称他“以诗书世其家，以岐黄游其艺”。王式钰治学严谨，其学术主张有三个方面：首先，学医讲求“读书明理”，于古今圣贤医经经方必博览旁通，并积极向同行请教学问，“上考四圣之精蕴，下证先贤之经验”，融古汇今，破疑解难。其次，他强调博涉经历的重要性，批评“从几案上问医，不从履上问医”敷衍草率的医疗作风，要将所学验之于临证，不可执书御马，纸上谈兵。再其次，倡导以医案作为考验得失的依据，总结经验的征鉴，医之有案，若弈之有谱，“效与不效，其案俱在”，可作为医者进步之阶梯。除此之外，王式钰还对当时医则“有方秘传，有诀口给，逢迎有术”、药则“蚔脂凤卵，麟脂龟趾”的医疗陋俗予以了批判，体现了这位被患者称赞为“仁术之大，功同良相”的儒医风采。

另据医案卷首可知，本书经过新安医家程郊倩先生审阅，同学朱元度校订。

二、内容与特色

全书病案以病证名称为纲，共记录了43个病证，把具体案例分列其中，每案详略不一。案中还附有三阴传中直中辨、七损八益论、痿痹论、用药不可太过辨、幼科论概等医论，论辨中阐发了其独到见解，并和医案交相辉映。现将其学术特色简述于下。

（一）疗疾重视内外并用

作者重视治疗中的内外得宜，内则汤丸，外则针灸、膏药。内治法重在病因病机的辨析，学理一本经典，处方用药较为纯正，并不险奇。常见之方，如六味地黄丸、肾气丸、济生肾气丸、人参败毒散、东垣清暑益气汤、藿香正气散、补中益气汤、归脾汤、六合汤、大顺散等。有作者自家的内服经验方，如治噎膈的猫胞散，治积聚的消积

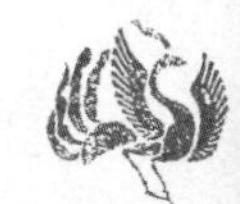

丸，治疗气厥的乳金丹，治疗臌胀的治疗痹痛的金刀如神散，治疗痛证的立马捉痛丹，还有古方成药耘苗丹、保命丹、夺命丹等，可以看出作者临证运用方药有时是汤丸并用，用以处理复杂的病情。外治方面，如治疗胃脘痛外贴上池膏（枳实、木香、延胡、蓬术、厚朴、陈皮、木通、乌药、桂枝、玫瑰花），证属寒凝气滞者。此膏还用治呕吐、心疼、积聚等，“经验者不下千余人”。又如疟病案，“一人久疟不已，为取十宣出血而愈”，以及“一人患咽喉急症，水浆不入口，余思用药无益，急取少商出血，立愈”。“一人哮喘绵延不愈，为取璇玑、气海、足三里灸之痊”。从书中所列医案来看，病情轻浅或病机单纯者，径处以汤药或外治，而对于病情复杂，虚实兼夹、内外交困等，则汤丸并施，体现了作者临证的圆机活法。

（二）用药强调适中病情

作者在医案中每每提及因前医治疗不当而引起的坏症，因而在喘案后附“用药不可太过辩”一文专以说明，作为对于从医者的警醒。所谓适中病机，一方面为中病即止，不可过剂，过则伤正；另一方面也指应当切中病情，合理用药，当用则用，不可迁就，即既无太过，也无不及。其中尤以不及最为贻害病情，医者为求稳妥，迎合病家，迁就用药，看似稳妥，实际明哲保身以致偾事。再有对于大积大聚衰其大半辄止，不可过剂，强调疾病的预后调理。此外，对于所用药物也强调炮制得宜以适中病情，书中很多处方用药标明炮制方法，有的甚至十分繁复，其用心于此可见一斑。

（三）审机度势破除俗套

作者在医案中随案所及，往往道破俗见，强调读书临证必当以明理为先。如对于“大黄活人、人参杀人”正反之说予以辩驳，认为“物物有活人之功，物物有杀人之力”，当视用之何如而用。又如俗医谓冬月有伤寒而夏月无，“三阴传经为热，直中为寒”，治喘不分上下虚实概以宣肺降气，痹证误认为箭风妄行挑刺禁用汤丸膏药，等等，时医鄙见屡屡不鲜。在辩驳分析中，理法论治方得臻善，我们可从中学习到很多思辨的精要。

三、学术价值点评

本书是一位“明医”以平实的语言，翔实地记录了他临诊的验案。值得一提的是，本书书首震岩道人兴机的序也颇具学术水平。从其对于医案的理解，可以看出，这位隐于道门的方外人士也是一位博览医籍、通晓医道的高人，他在序中将中医医案滥觞与发展的沿流，做了高屋建瓴般的概括，值得重视。

从《东皋草堂医案》中可以看到，在作者生活的时代，可以说当时的医疗水平是相对较差的，由于医生认证不准、辨析不清、误投方药所致患者不因病死而因药亡的现象亦较普遍。王式钰所经治的一些病症，确属疑难危重，他能够精准辨证，从容投药，获得疗效是难能可贵的，因此，本医案可作为培养临证思路、提高临证素养的较好的参考读物。

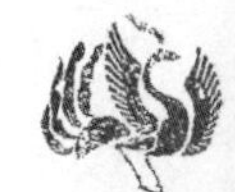

点校说明

本书以中华医学会上海分会图书馆藏清康熙刻本为底本，采取理校方式校点，尚有几点，需附加说明。

一、凡书中出现的异体字、古今字、通假字，一律改为现行通用简化汉字编排，不再出注。

二、对文中涉及典故，生僻方药、古奥字词，以及晦涩难解之句适当在页脚予以注释。

三、书中出现的药名不规范写法，如“支子”、“黄者”、“山查”、“连乔”、“草荳蔻”、“川练子”等，均按现代《药典》规范用字予以纠正。

四、缺文处，补以“□”，不出注。

五、文中凡表示上下文关系的方位词“左”“右”，皆改为“下”“上”。

点校者

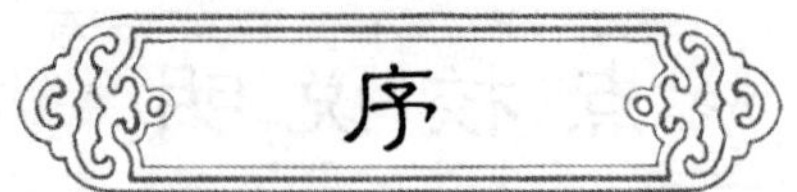

序

医宗于儒，谓儒则读书，读书则从而明理也，故“读书明理”四字儒家颇难言之。何有于非儒之医？宜乎得世人“学医人费”之语。夫学医何至人费，凡费人者，皆不读书明理而以医学者也。以医学者，活套有方，秘传有诀，口给逢迎有术，自不难恣其所措。而以人病，为民人社稷，此其所学未尝求医，其志将以求食也。求食不得食，或亦稍志及读书明理，奈医家赖有世法，只在舆从服饰间仓卒得试人之病。病家茫无鉴法，但向“声闻谀说”上胡乱去试。人之医两为试，而费人者任从其费，被费者却破赀买一无罪，而就死地之躯以供其费，较之食功不食志之梓匠轮舆，万复毁瓦坏墁。得预受若值，而愉快求食，有此一途，夫人又何乐乎？读书明理而不群然，医也是以古之医也，贵非贵医也，贵其明理而能济人，功兼乎师与相也。今之医也，贱非贱医也，贱其求食而至费人，技劣于梓匠轮舆也。以师与相之尊且重，一降而劣于梓匠轮舆，医在今日尚忍言哉！余于医虽不谓读书明理，然谭及梓匠轮舆心切耻之，以故经年闭户，甘从几案上问医，不从屐齿上问医，抱此素心苦无道契，乃于落落寞寞中。晚得友及王

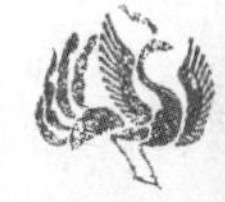

子仲坚，其人沉深敏洽，家世于儒，而医复性而成之，真无愧于读书明理者。居恒雅知，师重不数，数于医乃间有不尊梓匠轮舆而轻为仁义者，则鉴而延之，延则赴，赴则效。效不效，其案具在，余得索而阅焉，病既研几，方更具法，一切浮沉迟数迥然世之叔和指次外，急怂之曰：此可以梓矣。世医灾木以为羔雁地者，累累中无所有袠。即成册，其去舆从服饰之为招摇卖弄者几何。余非怂及仲坚之效尤，特借此作医门中一帙，功过格使人知。医如仲坚之读书明理，方不为费人之医，则医案之梓亦如仲坚之读书明理，方不为灾木之梓。庶几余生平所耻于梓匠轮舆者，得从仲坚一洒之软。

新安程应旄郊倩书于吴门遐畅斋

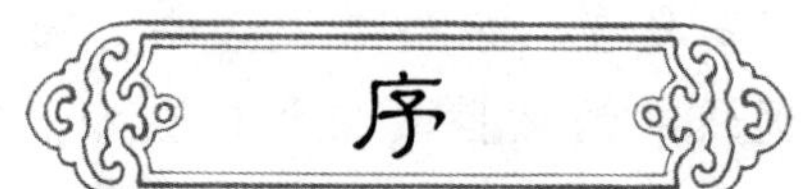

序

原百病之起愈者本乎黄帝，辨百药之味性者本乎神农，汤液则称伊尹，方法则推长沙，皆古圣人也。继后医经经方两家浩如烟海，每令人有望洋之叹，势不得不为。忠州之《集验方》[①] 按病取方，处方治病，此医案之权舆[②]也；倪维德之锓《东垣试验方》[③] 也，表其所学，无医案之名而实医案也；薛立斋之集二十四种也，附其所撰，有医案之名而实不止于医案也；至如宋太宗之编《圣惠方》，而以亲验千余首类入，则又一书中而兼人与己之医案也；惟沉存中之《灵苑》[④]、许叔微之《本事》[⑤] 皆取己所已试已验，

① 《集验方》：即指唐代陆贽所编辑《陆氏集验方》50 卷。

② 权舆：典出《诗经·秦风·权舆》："今也每食无余，于嗟乎！不承权舆。"朱熹《集传》："权舆，始也。"

③ 《东垣试验方》：即《东垣试效方》，9 卷。金李杲（东垣）著，由其弟子罗天益辑录成帙。成于元至元三年（1266 年）。计 24 门，收医论 29 篇，医方 240 余首，医案医话 20 余则。此书以医方为主，集医方、医论、医案、医话为一体，现存明刊倪维德校订本。

④ 《灵苑》：即《灵苑方》，医方著作，北宋沈括撰，见《梦溪笔谈》。成书于宋代嘉祐、治平年间，原书在元末明初时散佚。

⑤ 《本事》：即《普济本事方》，又名《类证普济本事方》《本事方》。宋代许叔微撰，约刊行于绍兴二年（1132 年）。该书成于作者晚年，为其生平历验有效之方、医案和理论心得的汇集之作，取名"本事"，意其所记皆为亲身体验的事实。

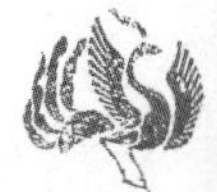

而丹溪则直以医案名书，是三者或名或实皆医案之属也。而其最始则无如《史记·仓公列传》，圣人有作，贤者述焉，迄于今先河后海，可按而知也。班孟坚之论医经也，曰“犹磁石取铁，以物相使”；其论经方也，曰“以通闭解结，反之于平”。旨哉言乎！而又谆谆告诫于失理失宜者，至谓“有病不治为中医”。呜呼！此盖有感于习医者之望洋，而未审博学反约、取方治病之道者也。苟取古今贤圣之书，沉研钻极，观其会通，又就正于世之通儒名术，扣击辨难而确然得其指归。《易》曰“化而裁之，神而明之”，吾未见古方不可以治今人，今人遂不可损益古方也。忠州以后诸书，虽不可概见，而推其试验之意，岂与夫师心泥古、借病试方、执方治病者可同日语哉！若乃手不知脉，目不识症，不能原病也，漫诿[①]之曰“奇疾不能处方也”，妄托之曰秘宝，反欲使人尊其术。为闻阴论阳炼、精易形茫不可测疑，其药为蚖脂凤卵、麟腊龟趾，贵不可名，有终身为医而无一方与人者矣，又乌知所谓医案也哉。吾门王仲坚以诗书世其家，以岐黄游其艺，其于古今圣贤医经、经方固已博览旁通，尽化裁神明之道矣。而又请益之勤，劬[②]如豫章喻嘉言则生死不间，如新安程郊倩则风雨必咨。医案之作，正所以自述其会通，自发挥其指归也，可以上考四圣人之精蕴焉，可以下证诸先贤之经验焉，世之不能立一方者固不足与较，即师心泥古、以试方者亦岂能望其后尘哉！因忆予曾病饥，医诊曰：此少阳经伤寒也，宜小柴胡汤。求其立案，则柴胡一味，而外皆非仲景原药

① 诿：zhuì，嘱托。

② 劬：qú，过分劳苦，勤劳。

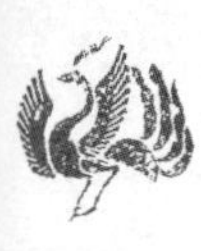

也。曾应友请，诊其妾气郁，医先有案，克期冬至日不起，予诊之，批其末云：勿药冬至日瘳。予服所谓小柴胡者病几危，而所诊冬至日不起者，病果瘳矣。予浮沉方外，万缘放下，何有于医？但侧见今之名医往逞如此，故于仲坚之医案集成，请论定也，不觉牵引葛藤而命笔焉。虞山冯定远读之曰：是集也，而有是文也，可以识往砭今而信后也。应弁之首也，遂以为序。

洞上震严道人兴机撰

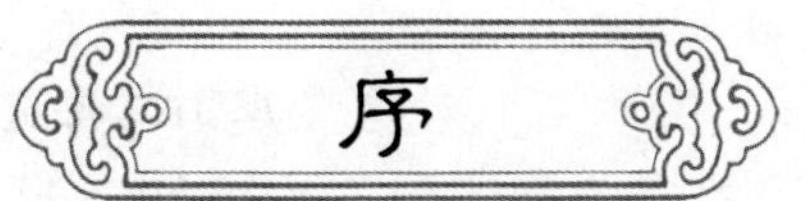

序

大医之于药如良将之于兵也，读孙吴之书有不知兵者焉，学农黄之经有不知医者焉。明于纸上，昧于临事，所谓以书御者，不尽马之情也。古人有云“医不三世不服其药”，盖所历者多，则疾病之变、治疗之方知之必审矣，三折肱为良医，况三世之久耶。余以为不必三世，要在经验耳。余邑赵元度好藏书，聚医书为医藏，载之连车不尽。缪仲醇先生指之曰“此皆误人之物也”，余时犹垂髫，愕然征其说，先生曰：古今不同，五方异气，感疾之深浅，禀受之厚薄，诊候处方得之于心，不能尽于言，若执古法以临之，似胶柱而鼓瑟矣，差之毫厘，失以千里，未有不误人者也。近代良于医者，多有医案，皆序其身所经历，虽亦有得有失，读之每使人心开能醒滞思，胜于徒读古方也。人之多疾者，往往知医盖有由哉。我邑仲坚王君，儒者也，通敏多所习，多所通邃于农黄之学，为人治病如古之洞见垣一方者，孙思邈所谓大医，仲坚其近之矣。自非博涉经，熟通于三才之理，未可以语此也。仲坚自叙其所治为医案，将锓板以为后人之法，张孟恭引其首，孟恭于医为深博，如余何知哉，或曰古人亦有书如此

者乎？余曰：有之，太史公仓公列传，即淳于公之医案也。第多古语，人或不能尽解，若仲坚者，后世有太史公必为作佳传欤。

虞山二痴道人冯班序

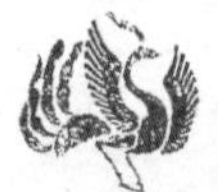

东皋草堂医案

雷溪程郊倩先生鉴
古吴王式钰仲坚著（旧字翔千）
同学朱元度月思校

寒

松陵张惠吉尊堂，七十一岁，遍身疼痛不能转侧，口干不欲食，腹中若有块，脉弦弱，诸医以破气之药投之不效。余曰：此少阳经中风也。用：桂枝五分，人参一钱二分，柴胡六分，半夏一钱，白芍八分，甘草四分，黄芩五分，大枣一枚，生姜一片。二剂霍然，惠吉志感，有赠言附后：

王子仲坚，博学善属文，名重词坛久，既而慨然曰：士能精一艺以推及物之仁，虽不仕犹仕也，于是致力于医。其疗人之病，如磁石之取针，阳燧之取火，无不应手而效。与余安期家孟最友善，家孟每道其术之神德之厚，啧啧称之不去口。方诸汉张仲景、唐韦慈藏、元李东垣，不能多让焉。余闻言，心识而向慕之。冬余老母送季妹迁居，往

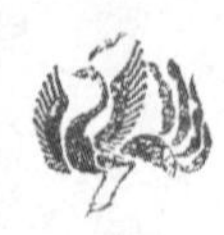

来舟航间，为风寒所中，抱疴甚笃，时延医四人，亦有名当世者，服其药益大惫，余求仲坚诊视，用柴胡桂枝汤加人参。咸哗焉怪之，谓余勿效许世子故事。余亦危疑无主，请命于卜，卜曰：吉。饮初剂而症结顿解，饮再剂而痛止进餐，是夕安卧至晓，余狂喜驰告家孟，家孟跃然曰：仲坚仁术之大，功同良相。大江以南有疾者靡不倚以为命，无矜气，无德色，无计利，心凡如此类，更仆不能数也。吾闻之富者赠人以财，贫者赠人以言，子贫士也，虽不良于言，乌可不一言以矢勿谖乎！余唯唯，起而畅言曰：有是哉，仲坚之于医能尽医之理，而医正不足以尽仲坚也，仲坚生长华胄，具班左之才，如玉辉于山，珠昧于渊，其为国华、为世瑞者，非一日矣。方今天子旁招俊义，又使应诏金马门，不独以博学宏词，动凌云之叹。行且论病及国，原诊知政，其将以鄙俚之人，转而跻之仁寿，不于此见其一斑也哉！今为母也喜者，更为世也幸。余愧不敏，援笔记之，以见仲坚之术之神德之厚卓然曝见于天下，固无俟余言，而余家孟夙昔知人之哲，亦于此益信焉矣。

一人寒战身重，头疼腰痛，脉浮数。用：桂枝，羌活，葛根，山楂，甘草，陈皮，杏仁。次日身热头疼，口苦咽干，腰痛鼻塞，恶寒。用：麻黄，桂枝，甘草，半夏，川芎，紫苏，白芷，桔梗。出微汗，身凉。第三日乍寒乍热，头时胀时止，腰疼如前，不大便。用：当归，干姜，白芍，甘草，陈皮，茯苓，苍术，川芎，人参。服之而霍然。或问曰：表未全解，何以骤用人参也？余曰：乍寒乍热，时胀时止，便是虚症，此而不补，余邪不除，所以贵乎眼明

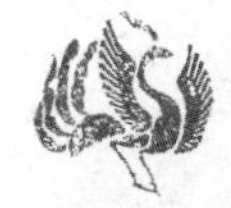

手快也。

内弟丁惠侯，伤寒四十日矣。始因误下成痞，渐为坏症，恶寒蜷卧，日覆絮三四重不觉温，时而头眩，如有物蒙其首，汗出不思食，不大便，举家惊惶，嘱余诊视。察其六脉沉微，面色青白。急用：附子二钱，人参二钱，白术一钱，白芍一钱，黄芪一钱，当归八分，黄米一勺，白蜜二钱。定方甫毕，二医并至，皆曰：此伏热之症也，因用黄芩、山栀、黄连、白芍、柴胡等味。余因在内家，未免有主宾之体，不便面斥其非，退而语惠侯曰：此药入口即毙，万不可投，倘不以吾言为然，宁不服药，犹冀悻于万一也。少顷又一医至，用白术、黄芪、炮姜、甘草、茯苓、陈皮，咸以为王道，服之病不为增减而眩冒时作。明日医者忽改紫苏、白芷、藁本之类，一剂而汗出如雨，神魂无主，复召余。余曰：亡阳之症已具，无他巧也，于前所定方中去当归，加桂枝一钱，人参三钱，服之手足温，汗收而冒眩亦止。越一日，用人参二钱，白术三钱，山药一钱，白芍五分，茯苓八分，枣仁一钱，当归一钱，甘草六分，广皮八分，黄芪一钱，白砂糖三钱，枣姜同煎服之，大便随下，膈间宽爽。以后又投人参一钱五分，白术一钱，干姜八分，肉桂四分，附子六分，甘草六分，黄芪一钱，广皮八分，茯神八分，木香四分，半夏一钱，荷鼻汤煎服，二剂而胃口开，始思饮食矣。但大便不利，时以为苦，余曰：津液未回之故也。用十全大补汤加肉苁蓉一两，服三剂而二便如常，再用附子理中汤，连服两月而愈。或问曰：此何症也？余曰：恶寒蜷卧，此属少阴，病

前犯房事，病中犯梦遗，寒中于脏，误下误汗阴阳两虚之病也。仲景不云乎“伤寒若吐若下后，心下逆满，气上冲胸，起则头眩，发汗则动经，身为振振摇者，茯苓桂枝术甘汤主之”，又曰“伤寒吐下后，发汗，虚烦，脉甚微，八九日心下痞硬，胁下痛，气上冲咽喉，眩冒，经脉动惕者，久而成痿”。苟非益阳气以和经脉，百无一生也。或曰“少阴病，下利止，而头眩时时自冒者死”，今得愈何也？余曰：同一眩冒也，发于下利之后则阴津竭于下，脑髓枯于上，故不治；今虽经误下，幸未下利，则当与“恶寒而蜷，时自烦，欲去衣被”者可治一条，比例而断矣。何也？烦而去衣，阳气沿有忿争之势，故温之而得生，今头眩自冒，阳神亦有留恋之机，故温之而得活也。因思《内经》云“阳气者闭塞，地气者冒明”二句不当平看，上句是问，下句是注，犹云阳气至虚至明，何以致闭塞也？曰：皆由地气冒蔽之故。试观云合雾集，天昏日暗，岂果天日之闭塞乎？无非水土郁蒸之气，从地而起耳，必待雷声一震，阳气舒发，方得天朗气清。以此而知病家眩冒总是肾气逆干清道，以肾通于脑也，苟非温镇下焦，使阳升阴降，何由清明在躬耶？

一老妪，伤风三日，咽干口苦，发热恶寒，遍身痛，喘而无汗，脉浮缓，大便利，幸小便自利，用葛根汤加石膏、干葛、桂枝、羌活、石膏、芍药、甘草、麻黄、生姜、大枣。一帖而表症已解。再疏一方：柴胡、黄芩、半夏、杏仁、陈皮、厚朴、木通、猪苓、甘草、芍药、竹叶。服之口苦、烦渴、虚汗俱愈，顿思饮食。为定调理方：人参、

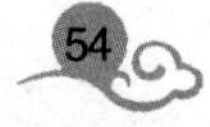

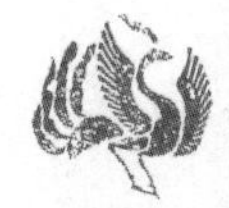

黄芪、茯苓、甘草、陈皮、白术、当归、半夏、姜、枣。

一人感寒夹食，误服大黄、黄芩，洞泻不止，舌弦破碎，按之六脉濡弱。此中寒格阳于上也，法当升散其假热，温补其虚寒，纵有宿食未消，且勿治以脾家实，腐秽自去也。用人参、苍术、升麻、紫苏、姜、枣，服二剂而宿垢去，假热除。

一老人病七日矣，余诊其脉大而无力，证显身热腰痛，舌强口干舌胎，喜饮热，诸医或云：太阳表邪未尽，大剂柴葛，或云少阳阳明悉投柴葛芩连，或云阳明少阳合病，或云阳明入胃，连芩犹以为未足，继以白虎，白虎犹以为未足，加用玄明粉大黄，诸说纷纷，余不禁长笑绝倒也。时有一医在坐，余询之曰：此症是伤寒乎？曰：然。何经为病乎？曰：直中阳明耳，其耳聋则又步少阳也。余曰：阳明无直中之说，既中阳明，无所复传，缘何又步少阳，不得不力为争辩。据证，不头痛是无太阳矣，不自利是非阳明、少阳矣，不自汗、不恶热、不潮热是非阳明入胃矣。脉大为阳明，今大而无力又不见弦，是非少阳阳明矣。时医目为之瞋，问曰：然则何证？余曰：此老人肾水枯竭，阳越于外也。其舌本强者，少阴之系连舌本也；耳聋者，肾开窍于耳，肾竭则为不聪也；腰痛者，肾将惫也。以肾家有火而无水，故尔烟飞焰燎，现出种种假热之象，实则外热内寒，上实下虚。渴而欲饮热，非明验乎？此症应从酒后房劳得之，当暂用八味汤回其津液，导火归元，继以养正丹、巴戟丸等药，温补下焦，庶可挽回。惜乎一齐众

楚，拒而不纳，直至遍体发阴斑，身变青色而死。而庸医辈尚认作阳斑，犹恨白虎承气下之不早也，此辈尚可与谈医乎！或问曰：何以知阴斑也？曰：凡斑如蚊迹，浅细碎，不肿凸者为阴。

一人感冒，口苦咽干，耳聋目眩，渴不大便，身发寒热，少阳症已悉具，为定煎方：柴胡、人参、半夏、甘草、桂枝、花粉、姜枣。病家私去人参，服之不效，加人参一钱，一剂而愈。所以服者，以其脉弦迟，知其阳气怯弱不能内御，得参以壮其里气，则拒邪有力，庶使柴胡疏半表之寒，黄芩清半里之热，桂枝姜枣得以和荣卫而效命也，何畏之有。有倡邪说者，曰“大黄有活人之功，人参有杀人之力”。持正论者，曰“人参有活人之功，大黄有杀人之力”。余以为皆非也，何不曰“物物有活人之功，物物有杀人之力”，亦视用之者何如耳。

一少年夏月患病，时厥时热，汗出如浴，四肢僵直，及余诊视，不大便者几日矣，脉沉细。告之曰：此厥阴经寒症也，仲景云“大汗出，热不服，内拘急，四肢疼，又下利，厥逆而恶寒者，四逆汤主之”是也。用附子五分，人参一钱，白术一钱，茯苓八分，甘草五分，白芍八分，桂枝五分，乌梅一个，当归一钱。投之而汗敛，诸症亦向愈。时有一邻医从而憎之，谓其尊人曰：此皆冬月伤寒之论也，夏月治病何用拘拘于六经为哉。余闻而叹曰：人身之有六经，犹第宅之有门户也，何人不由此道，何病不由此经，岂以冬则用之，夏则废之哉。信斯言也，吾知若人

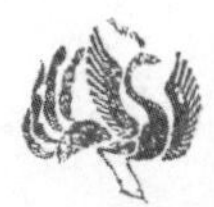

当夏月必无五脏六腑在腔子里也。世间栽云种电之议，往往有此，有志斯道者，慎勿为其所惑。

附三阴传经直中辩

一日问于雷溪郊倩程师曰：世俗谓三阴传经为热，直中为寒，然乎？否乎？师曰：不然。六经之为寒为热，皆本经所自具之气体之分量，非关外邪之能变革之、增减之也，其间或有经体本属热而反得寒，乃其人本经素有伏寒根柢[①]，传邪至此，伏气得挟之以呈形，若平人则无此矣。亦有经体本属寒而反得热者，乃邪气闭遏，传经不到所致也。彼强不致阻留，我界不受其焰虐矣。如太阳一经，标热而本寒，邪入之而发热恶寒者，非另有寒热之邪，亦非邪入之而另生出一番寒热也，乃触动本经之气使然耳。以触动本经之气，故恶寒发热，犹之触动本经之络则头痛脊强，其理一也。阳明一经，标本俱热，故邪入之有热而无寒，然《伤寒论》中所列阳明寒证不一，如云“食谷欲呕者，属阳明也，吴茱萸汤主之”，又云“阳明病，若中寒不能食，小便不利，手足濈然汗出，此欲作固瘕，必大便初硬后溏。所以然者，以胃中冷，水谷不别故也”，又云“阳明病，不能食，攻其热必哕，所以然者，胃中冷故也。以其人本虚，故攻其热必哕”，又云“脉浮而迟表热里寒下利清谷者，四逆汤主之，若胃中虚冷不能食者，饮水则哕”，又云“阳明病，谵语发潮热，脉滑而疾者，小

① 柢：dǐ，树木的根，引申为基础。

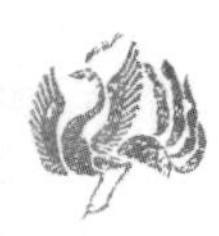

承气汤主之。明日不大便，脉反微涩者，里虚也，为难治，不可更与承气汤也”，凡此诸症，皆属本经自有其伏气，传邪至此，触动其根柢，虽当热而不热，反见寒症耳。以此上溯太阳，若真武汤、四逆汤、桂枝加附子汤及甘草干姜汤、茯苓四逆汤等症，种种不一，岂非本经向有伏寒，一经新邪触动，阳且变为阴，故有寒而无热乎。至若少阳，属半表半里，邪入之，触动本经之气，则为往来寒热，本经若无所伏，则可治以小柴胡汤，倘如本篇所云“伤寒五六日，无大热，其人躁烦者，此为阳去入阴故也”，入阴则必为寒而不为热可知。何以据之？如本篇云“伤寒五六日，头汗出，微恶寒，手足冷，心下满，口不欲食，大便硬，脉细者，此为阳微结，必有表复有里也。脉沉亦在里，汗出为阳微，假令纯阴结，不得复有外症，悉入在里，此为半表半里也。虽脉沉紧，不得为少阴病，所以然者，阴不得有汗，今头汗出，故知非少阴也，可与小柴胡汤。设不了了者，得屎而解”。细玩其文，唯其为阳结也，故云得屎而解，盖从阳治之，而用大柴胡汤也。设此时而为阳去入阴之纯阴结，则必从阴治之，而得温而解无疑。仲景虽未指出，而见之于脉，则曰沉紧，沉为在里，紧则为寒也。夫以邪传三阳之经，一或禀有伏寒，客且触之，而从主化，况以三阴经之标本俱寒，岂有传经至此而寒反化为热之理哉。然则“少阴篇”中三大承气证，厥阴经中一小承气汤证，胡为乎来也？曰：唯其不传经致此也。“阳明篇”中“问曰：恶寒何故自罢？答曰：阳明居中土也，万物所归，无所复传，始虽恶寒，二日自止，此为阳明病也”。缘阳明为五脏六腑之海，正阳用事，有

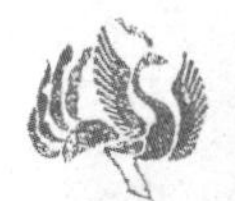

热无寒，云居中土者，犹言宅中而图大也；曰万物所归者，犹言五脏六腑皆奉其正朔也；不惟从前传来之太阳尽去其寒而归于热，即从后未传及之少阳与三阴亦皆尽去其寒而归于阳明之热也；曰无所复传者，犹言驻跸[①]临此，六经已不檄[②]而定，虽有未传到之三阴，亦不复传到其界，而触动此经之阴寒矣，余故曰三阴之热证由不传经所致者此也。然在太阴与阳明为表里，配帝作后，何妨于热。厥阴从所不胜来，尚为微邪，且有少阴一经为蔽障，虽从阳明之热，而不为剥肤。唯少阴以水见土，一旦革去其寒，而以其热供币赋。少阴属水，本有寒无热，其热乃煎熬肾水而成，海枯井竭，有立尽之势，此时望传之一字，何啻大旱云霓，故以大承气急下之，大破阳明之堡护，使经得传则愈。盖经传，则凡经之属热者自安其热，而经之属寒者得返于寒，故愈耳。以此言之，传经非热也，三阴之有热证，乃阳明入腑而不传经所致也。直中非寒也，直中之寒亦必自太阳始，在太阳亦必先中荣卫而微见表证，如发热背恶寒之类。此时治法宜从太阳篇中云“证象桂枝，因加附子参其间，增桂令汗出，附子温经，亡阳故也”。唯不知温经，而误用他药，以致亡阳厥逆顷刻而作，遂名之曰直中。其实非直中也，原从太阳经传来，若不因于传经者，乃三阴自病，或中寒所致，此属内因，与风伤卫、寒伤荣伤寒之属外因者何涉？伤寒之阴证，必待传经至此方成不治，故少阴厥阴死症多在六七日上，以从前漫不经意

---

① 驻：停留，驻足。跸：帝王出行时清道，禁止行人来往。

② 檄：古代官府用以征召或声讨的文书。此处指代邪停阳明，则以阳明证候为主，六经即不再奋起抗邪而表现为六经见症。

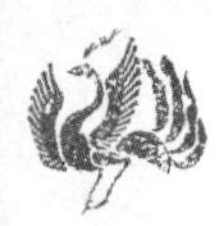

于温，六七日邪传至此，温之灸之已无及矣。缘其人肾虚有寒伏，在平素一遇伤寒，经传至此，遂成脏厥也。何谓脏厥？《伤寒论》“厥阴篇”云“伤寒脉微而厥，至七日肤冷，其人躁无暂安时者，此为脏厥”，随续一篇云“伤寒六七日，脉微，手足厥冷，烦躁，灸厥阴，厥不还者死”。夫以脏厥之证，必待七日方见，使为直中，则旦发夕危，否则六七日前病者亦能觉察，急急从事于温，何至延挨六七日方见“吐利、四逆、发热、躁烦”等证而死哉？故知三阴之寒证皆传经之寒，非直中之寒；直中之寒内因也，非外因也。学者打破此间疑障，用攻于阳明既入腑之时，则三阴自不死于热；用温于三阴未到经之前，则三阴自不死于寒。世人于阳明入腑之证知用攻者多矣，而于三阴未到经之前厥逆等证未具时，辄用温者，几人哉？唯其知直中之寒，而不知传经之寒，故迁延至于六七日而成其脏厥之证，至此则有阴无阳，虽仲景再来，徒增浩叹耳。

中　风

黄冲霄，年四十九，患中风，口角歪斜，痰涎壅盛，六脉俱伏，人谓其脉绝不可救矣。予曰：真气素虚，风邪卒中，故脉多沉伏。譬之暴客猝然入室，主人未有不屏气敛迹者，旧说谓口开心绝，手撒脾绝，遗尿肾绝，今并无此三症也。其眼虽闭，终与眼合肝绝者有别；以闻人言，能略开一线也，其喉虽响，终与声如鼾肝绝者有别；以声随痰为升降，非有呼无吸也。急投以胆星三钱，木香二钱，

附子二钱，加人参五钱，桂枝一钱，橘红一钱。二剂而口正，继用六君子汤，痰气亦平，饮食如故，后用十全大补料作丸，与六君子汤相间而服，遂获全瘳。

一人患目吊口㖞，面肉瞤动，蹒跚而求生计。余叩其病，至此何不就医求药，尚匍匐于道路耶？患者曰：家贫乏食，何力赎药。余怜而慰之曰：无伤也，此是阳明胃土之筋病也，为之针地仓透颊车，复针合谷，泻陷谷而愈。

一人素讲房术，年近六旬，中风左瘫，大便艰阻，唇缓流涎，舌强不能言，时多哭，如是者一年矣。左脉寸尺俱不应，右脉大而无力。众医利其饶裕[①]，许其百日内痊愈。及至半载后，诸症愈甚。予往视，诊其脉，谓其家人曰：左枯已不能复，只宜培右，以保桑榆[②]可也，多欲之人，久服燥热诸药，心气耗散，胃液干枯，心胃之标本相失，则胆中之宗气散，不能周布于经脉，故为偏枯，且肾劳则脉不上循喉咙挟舌本，故舌强不能言，其多哭者，以肺气虚故耳。为之定方，以六君子汤加黄芪和荣汤相间治之，如痰盛，以至宝丹治之。

暑

一人素嗜酒，夏月乘凉大醉，忽身发热，渴欲饮水，小便不利，色如血。诊其脉，浮而洪，左尺独甚，断其为

① 饶裕：富足丰裕。

② 桑榆：夕阳的余辉照在桑榆树梢上，借指晚年余生。

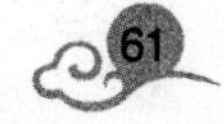

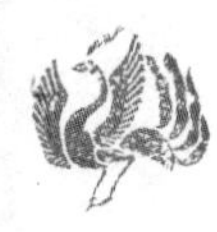

酒热，引暑并入小肠也。以猪苓、茯苓、泽泻、白术、川连大料，煎调辰砂六一散与之，小便如倾而痊。

一人当夏月，四肢怠惰，饮食无味，时寒时热，小便频数，众人皆以疟治，渐至目中溜火，视物不明，头痛时作，大便秘结，咸谓寒热之症，投以大剂苦寒攻克之药，余诊其六脉浮而无力，投以黄芪人参汤补天元之真气，救庚辛[①]之不足，两目清爽，头痛随愈，惟大便不通，加羌活、防风各一钱五分，一服而快。黄芪一钱五分，人参八分，白术八分，苍术五分，陈皮三分，甘草三分，归身一钱，麦冬五分，黄柏四分，神曲五分，升麻三分，五味二分。此症有欲用五苓散者，余力争以为不可，小便已数，而复利之，必泻真阴，竭肾水，将来不免损目矣。幸伊戚粗知医，深信余言而止。

一人伤暑，其脾胃素虚，心火亢盛，烦惋不安，时有发狂之状，余用六味地黄汤加炙甘草、黄连，使肾水旺而心火自降，三剂奏功。

霍　乱

一人夏月冒暑远行，途间吐泻交作，抵家即昏仆，六脉俱伏，延医治之，辞以脉绝不救。余闻而知其霍乱也，往覆其手诊脉，摸其心腹甚热，手足厥冷，先针足三里穴

① 庚辛：西方庚辛金，指代人体脏腑之肺。

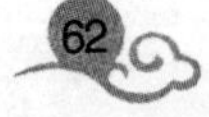

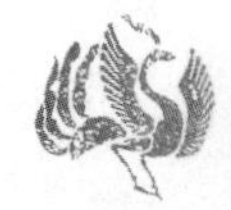

而苏，取其泻六腑之热也，再投以藿香正气散而愈。

一人夏月多食瓜李及冰水，食留不化，胸中痞隔，烦躁不宁，夜卧于庭，复中风露，遂吐泻交作。先以广藿香煎汤，调苏合丸投之，继以六和汤和其六腑，一剂霍然。砂仁一钱，半夏一钱，杏仁六分，藿香一钱，香薷一钱，厚朴八分，木瓜五分，扁豆八分，人参六分，甘草三分，赤茯苓六分。

一少年饮冷受伤，腹痛吐泻，手足逆冷，脉沉而迟，余用附子理中汤加茯苓。病家惊骇，谓：痛无补法，何骤用人参？时当盛暑，何骤用附子？余不得已改用大顺散：干姜一钱，肉桂六分，甘草六分，杏仁六分。煎冷服，病稍减，而脉如故，余将前方碾为末，投之而愈。

湿

一人恶寒发热，身重自汗，骨节疼痛，腰脚尤甚。始惑于箭风之说，针挑火粹，既而认作伤寒，投以小柴胡汤，势转烦剧。余诊其脉，浮虚而涩。询其二便若何？患者曰：小便时通时涩，大便多泄。余曰：此伤湿也，宜用除湿汤，不宜误用黄芩也。用苍术、白术、陈皮、藿香、茯苓、半夏、厚朴、干姜、生姜、枣子，加桂枝，一剂知，三剂愈。

一人伤湿，胸满呕吐，头重身重而肿，医以渗湿汤治

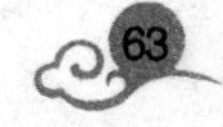

之，忽增咳嗽，胸痛欲裂。余曰：此症上燥下湿，渗湿汤中丁香、干姜、苍术非其选也，何不用拈痛汤加减治之乎？为之定方，用当归、干葛、升麻、茵陈、羌活、防风、泽泻、黄芩、甘草、人参、白术、知母、猪苓。另以鲜百合一两，浓煎二碗，入前药同煎，频频饮之，数日而愈。或以燥湿合病为怪，倩人[1]难余。余曰：湿虽属之太阴脾土所化，然土兼四气，先哲云“阴盛则金胜，合为燥湿”，今症胸满干嗽，明系肺燥于上，脾湿于下，当是长夏伤于湿，至秋复伤于燥也。

一妇人腹中胀满，足胫胕肿，腰痛不能转侧，小便秘，大便溏，本是湿气入肾，所云至阴盛则水胜，合为阴湿之症也。病家闻拈痛汤治前症之妙，尤而效之，面目浮虚，气逆喘急，延余诊视，六脉沉细。余曰：前证呕吐头重，湿淫上焦，故升散得宜；此症足肿腰痛，湿淫下焦，误用升提，水气随之上涌，故不惟无益，反致气喘面目浮肿也。急以五苓调六一散，利其小便，随进真武汤加干姜，温中镇水，计日奏效。

一人患风湿，骨节掣痛不得屈伸，身肿，医以麻黄汤发其汗，汗大出而肿不退，意欲再投前剂，延余决疑。余曰：前方未尝谬也，但宜微汗之，不可过汗。今误大汗，风虽去而湿未除，故不愈也。用胃苓汤二剂而愈。苍术、厚朴、陈皮、甘草、赤茯苓、猪苓、泽泻、桂枝、白术，加干姜。

---

① 倩人：谓请托别人。

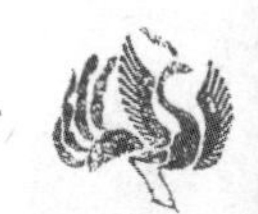

燥

一老人患嗽经年，喉间作痒，大便干结，诊其脉，数中兼涩，所服多寒散之药。余曰：此燥症也，可勿药而愈，只须日啖猪肉半斤，醇酒几杯，常令肠胃滋润，便是良药矣。病人喜形于色，果如余言，嗽止便调。后定丸方：熟地四两，当归三两，山药三两，枸杞子三两，山萸肉二两，白芍二两，生地二两，肉苁蓉二两，玄参一两，此乃大补地黄丸减去黄柏、知母也，善治精枯血涸一切燥热。

一人泄泻两昼夜，手足痿软，口燥咽干，面皮皴揭，脏腑间似痛非痛，有无可奈何之状。察其脉，细涩而微，知其下多亡阴，肠胃枯涸之故，教以猪油作羹汤啜之，以八仙糕啖之，两日而起。猪为亥兽，补肾，其油大能润燥。八仙糕方：人参、茯苓、扁豆、莲肉、薏苡、山药、糯米、香粳、白糖。

一寡妇面红唇裂，遍身疼痛，手足瘛疭，咳嗽便难，疑是痨瘵之症，余诊其脉，数而长，左关尤甚。知其火无所制，燥热使然。用黄柏、知母、天冬、麦冬、远志、白芍、生地、当归、川芎、白术、广皮、甘草，四帖，六味地黄丸一斤而愈。

一人胸膈膹郁，气喘咳嗽，大便燥结，余切其脉涩，知其为肺燥也。用喻嘉言清燥救肺汤，十剂霍然。桑叶三

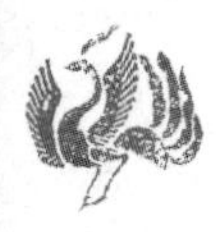

钱，石膏（煅）二钱五分，甘草一钱，人参七分，胡麻仁（炒研）一钱，真阿胶八分，麦冬（去心）一钱二分，杏仁（炮去皮尖，炮黄）八分，枇杷叶（去毛，蜜炙）一片，水煎频频滚，热服。

一人咳嗽三月，口鼻气热，四肢渐瘦，余切其脉，决是燥症，用干地黄煎与之，一月而愈。生地黄五两，牛酥一两，生姜汁一两，蜜一两，鹿角胶五钱。先将地黄入铛内，慢火煎浓汁，去渣再煎，手不住搅，约五六沸下酥，又五六沸下蜜，次下胶，又下姜汁，慢火煎，候如稀饧[①]即住火，不时服。此方治小儿瘠劳最妙也。

火

一人大怒后，肝火炽盛，两目肿赤，口苦咽干，胸中嘈杂，腹中时痛，六脉上盛下虚。余投连理汤二剂，用黄连以祛上焦之热，用参术姜甘以救中焦之寒，随用八味地黄丸继之而愈。

费业师多饮火酒，脱肛下血，用黑豆五钱，金银花三钱，人参一钱，生草一钱，当归一钱五分，川芎八分，白芍一钱，升麻一钱，生地三钱，白蔻七分，苍术八分，黄芪五分，生首乌一钱五分，黄芩五分，二剂而愈。

---

① 饧：xíng，糖稀。

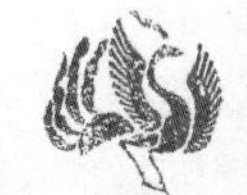

一僧患病，恶寒鼓栗，目昧耳聋，昏冒不知人事，切其脉则洪数而有力。明知其火症，而一时未敢决也，以冷水少少与之，一吸而尽。遂用人参一钱，石膏二钱，知母一钱，甘草一钱，粳米一撮，煎服，稍安。再并两剂为一剂，增薄荷叶八分，投之汗出而愈。

一老人向多火症，或咽喉肿痛，或两目肿赤，或口舌生疮，或头疼齿痛，时当冬月，卒然齿痛不可忍，转治转愈，几不欲生。延余视之，两手脉上盛下虚，两尺浮而无力，知是命门火衰，龙火飞腾，向来治者，大都以水湿折之，故无效耳。用附子一钱，肉桂八分，山楂二钱，枳壳七分，熟地二钱，丹皮八分，泽泻六分，山萸一钱，茯苓八分，山药一钱，浓煎浸冷服之，一剂霍然。

水论

病机之切于人身者，莫甚于水火，今人每详于火而略于水，岂谓救焚可不拯溺乎？而非也，不过以风寒暑湿燥火六气之内未曾列水，遂印定眼目，缺焉不讲，即间有一二，明眼亦止比例于湿，仿佛治之，以冀幸于万一，独不思火就燥，燥与火为类，而燥非火也；水流湿，湿与水为类，而湿非水也。相类维何？如础之润湿也，而甚则流水，如人之汗湿也，而多则流浆，苟得风以散之，日以暄之，鲜有不烧干者。若乃洪水泛滥，陆地俱沉垮下者，荡为巨浸。即高阜者，亦致淖沉，苟非疏沦决排以注之江海，其

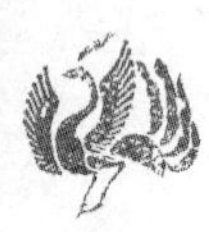

能土耕而谷熟乎？病者患此亦必疏浚[1]与按镇兼施，然后肾得安而脾得燥，若徒以风药燥药治之，断无益也。况湿属太阴，主长夏，水属太阳主于冬，脏腑别而阴阳殊，何得狃[2]治湿之法以治水哉。

一人口渴舌燥，不欲饮，不得卧，卧则喘，心下若怔忡，或用天王补心丹治怔忡，或用温胆汤治不眠，或用地黄汤治燥渴，医药乱投，腹中作胀，又认癖积，索余上池膏贴癖。余见其目窠肿如新卧起之状，按其腹随手而起，决其为水也。以小青龙加减消水，继以四逆汤培土，不数剂而愈。乃知口渴舌燥，因水气上逆心火浮游，故虽渴而不欲饮也；其怔忡者，水停心下曰悸之谓也；不得卧，卧而喘，《经》曰是水气之客也。夫水循津液而流也，肾为水脏，主津液、主卧、主喘，惟肾有病，故水不顺行，喘不得卧也。

一人患嗽，腹中雷鸣泄泻，泻后则嗽稍宁，治嗽之药不啻十易其方矣。予诊其脉沉，知其有水气也，水上行则嗽，下行则泻，泻则水去而嗽止耳。先投小青龙汤去麻黄二剂，再投理中汤二剂而安。

一人患水气咳嗽而喘，误认伤风，既投风药，面目尽肿，喘逆愈甚。余曰：风起则水涌，前药误之也。以真武汤温中镇水，诸症俱平。

---

① 疏浚：疏通、扩宽或挖深河湖等水域。

② 狃：niǔ，因袭，拘泥。

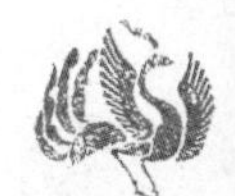

黄成子尊阃，得饮则吐，食不下，药不得入，不得已而求救于祝由，无益也。余察其脉，知为水逆之症，用五苓散加广藿香。成子曰：若仍用煎药，恐不纳，奈何？余决其必受，投之果然。继进控涎丹二服，又定煎方：茯苓、半夏、广橘红、苍术、厚朴、白蔻、藿香、干姜、乌梅、甘草、生姜，后以济生顺气丸投之遂愈。

一人四肢浮肿，小便不利，腹胀喘急，饮食不化，切其右寸脉浮，余脉俱沉。为定乌鲤鱼汤：乌鲤鱼一尾，赤小豆、桑白皮、白术、陈皮各三钱，葱白五茎，水三碗同煮，不用盐，先吃鱼，后服药，俟水利，继以八味丸调理。不听，误用舟车丸大下之，复胀而死。或问其故，余曰：牵牛、大黄、甘遂、芫花、大戟通可去塞也，陈皮、青皮、木香辛可去滞也，凡水证形气俱实者，斟酌用之，若既而施于虚人，祸不旋踵矣。须知水气一证，由于足太阴脾之健运失职，手太阴肺之治节不行，足少阴肾之关门不开，并其腑膀胱之气化不行，故《经》云三阴结谓之水。苟不照料脾肺肾三经，而徒以峻药下之，水虽去而真气耗，转盼复聚，鲜有不翘首待毙者。余所以用乌鱼暖胃行水，葱白开鬼门，赤豆洁净府，桑白皮清肺，白术陈皮理脾，一方而数善备焉，其如人情之贵霸术而贱王道，何也。

疟

一人患疟，间日一发，辰时寒热，夜半凉已，多汗，左脉弦而洪，右脉虚弱，法当泻左而培右，用苍术、香薷、

厚朴、青皮、柴胡、陈皮、半夏、紫苏、黄芩、桂枝、升麻、生姜，二剂左脉渐平，右脉已起。用升麻、柴胡、甘草、白术、归身、桂枝、半夏、陈皮、白芍、姜枣，又二剂，而两手脉俱虚濡，急为养正。以人参、升麻、半夏、陈皮、柴胡、白术、归身、青皮、泽泻、厚朴、黄芩而愈。

一人感冒后变疟，辰刻发，申刻止，下血积，口苦溺黄，脉芤，此三阳邪热也。用大黄、柴胡、半夏、甘草、干葛、当归、黄柏、山楂、黄芩、知母、木通、山栀、紫苏、金银花、红花，两剂而愈。

一妇人每年发疟缠绵不已，乙巳秋复发，自揣决难速愈。余诊其六脉弦长，乃疟之正脉也，且频频呕吐，吐中便有升发之意，决其不数作而遂瘳，果以四剂而愈。第一方：柴胡、青皮、半夏、橘红、甘草、黄芩、厚朴、生姜。第二方：鳖甲八分，柴胡八分，白术□分，半夏八分，橘红八分，当归一钱，何首乌三钱，茯苓八分，甘草四分，人参一钱。

吴钦文暑疟，用清暑益气汤加减治之：桂枝、陈皮、神曲、苍术、干葛、升麻、半夏、青皮、五味子、麦冬、厚朴、甘草，三剂而疟止，单热不思食。又疏一方：柴胡、黄芩、人参、甘草、半夏、石膏、知母、桂枝、白术，继服补中益气汤加白芍、麦芽、神曲而愈。

一妇人怀孕八月患疟，胎气渐欲堕，脉虚多汗。余用

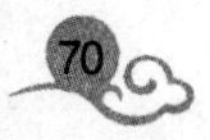

人参五钱，黄芪二钱，白术二钱，黄芩二钱，甘草五分，川芎五分，当归一钱，白芍一钱，生地一钱，二帖疟止，胎亦固。

一人久疟不已，为取十宣出血而愈。

痢

一人患下痢脓血，势甚危，诊脉毕，余曰：无妨也，用平胃散三四剂当愈矣。伊亲有粗知医者，逢迎病者之悭，云平胃散乃苍朴陈甘也，乃诣药铺撮四剂，服之无少效，复来相召，明言其故。余用洁古加减平胃散：白术五钱，厚朴五钱，陈皮五钱，木香三分，槟榔三分，甘草一钱五分，桃仁、人参、川连、阿胶、茯苓各一钱五分，为散，分四服，生姜一片煎汤调下而愈。

一老人滞下，积劳积虚，用苍术、木香、厚朴、槟榔、茯苓、黄芩、当归、甘草、白芍。第六日，六脉尽脱，为急温之，虚回而痢自止。苍术、白术、肉果、茯苓、炮姜、甘草、山药，二剂痢顿减，脉亦渐复。其言病状，云里急后重，至圊不得，便下痢皆赤，则俱是热症矣。而神色尪羸，六脉伏而不见，其所谓里急后重者，气陷血虚。《经》云“虚坐努责”是也，若误投攻下之剂，无异操刃矣。故昔人称滞下一证，谓下白亦非全属于寒，盖谓脾不湿热，何能腐谷食而化为脓耶？如世之谷肉菜果，湿热甚则自化腐溃烂，理易明耳，故赤为热、白为寒之说，断不可拘。

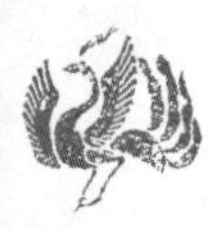

总之临症察色辨脉，量其人之虚实而应之可也。白术二钱，肉果一钱，砂仁一钱，干姜八分，肉桂六分，茯苓一钱，甘草五分，山药二钱，木通五分，当归六分，陈皮七分。

一仆妇，积虚之体，忽作洞泄，一昼夜以百计，而脉反滑大而实，其症为逆，且患巅顶作痛，裹以绵絮则稍减，由清浊之气不分，孤阳无附而上薄也。先与胃苓汤分利清浊：苍术、陈皮、茯苓、甘草、白术、泽泻、厚朴、肉果、肉桂，二剂而泻止。再立一方，以温中健脾：人参、白术、肉果、炮姜、肉桂、茯苓、甘草、升麻。

一童子痢七日，里急下积，兼有血水如陈腐屋漏，六脉洪数，身体发热，用木香、大黄、白芍、车前、青皮、茯苓、甘草、广皮，二服愈。后方温养：人参、白术、陈皮、甘草、白芍、阿胶、煨姜、莲肉、桂。

一妇人脾虚作泻，嗳气臌胀。人参、白术、茯苓、黄芪、肉果、甘草、橘红、五味、木香、桂。

一仆劳伤气血，泄泻下积，形神衰脱，六脉大虚，急宜温补。用人参、黄芪、白术、甘草、干姜、茯苓。服药后腹中作饥，小便亦利，仍用理中汤加肉桂五分，干姜一钱。因两尺虚极，得温则土自旺，阳自回也

一老妪，泄泻不思饮食，肚腹膨胀，身发浮肿，自秋至冬，已三月矣。询其致病之由，为夏杪恣啖冷物及凉水也。

先与煎剂一服：附子、肉桂、干姜、苍术、当归、腹皮、柴胡、升麻、陈皮、甘草、厚朴、米仁，病不增减。切其胃脉将绝，余脉浮洪，急用干姜五钱，山药八钱，红枣四十枚，同煮极烂，去干姜，令食山药、红枣，如是两日口辄知味，小便通大便减，再疏一方：干姜、肉桂、茯苓、猪苓、泽泻、白术、黄芪、厚朴、广皮、甘草，服四剂而愈。

一妇人脾虚作泄，中满不思饮食，余用白术、苍术、泽泻、木通、茯苓、甘草、扁豆、厚朴、升麻、藿香、陈皮，泻稍止，腹中觉饥。一医投以补中益气汤加丹参而胸中反闷。余诊其脉，知其胃气未清也，以枳壳、白术、麦芽、神曲、橘红、甘草、苏梗、白豆蔻、木香、乌药而愈。

程载翼尊阃患噤口痢，六脉俱虚，右关独滑，症见身冷自汗，前板齿燥，口干舌燥，额上皮肉不能推移，小便五日不解，势甚危笃，诸医束手。余曰：此伤暑夹食也，以清暑益气为主加减治之：人参、苍术、神曲、麦冬、五味、香茹、茯苓、干葛、红曲、白芍、桂枝、甘草、乌梅、木香、陈仓米。一剂而小便利，痢亦减，惟口干冷汗不止，用白芍、人参、茯苓、白术、川连、石莲、甘草、川芎、木香、柴胡、广皮、神曲、桂枝、花粉、炒米，一剂左尺如旧，余脉俱有胃气。投以补中益气汤，忽又腹痛多泄，余知早用黄芪，不用姜桂之故也。急以肉桂五分，当归一钱二分，赤茯八分，白术一钱五分，滑石一钱一分，陈皮八分，黑姜五分，黄芩七分，柴胡六分，木香八分，石莲一钱，用金银花三钱另煎汤二碗，加煨姜一片，枣二枚，

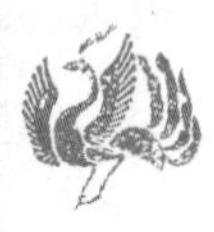

乌梅一个，乳香三分，煎服。脐上贴上池膏，痢渐减，喉间有梅核状作梗，口苦，盖因中气虽建，阳气虽升，而肺气尚未开发故耳。用紫苏、桔梗、腹皮、藿香、白芷、白术、厚朴、陈皮、甘草、茯苓、半夏、人参、姜、枣以开提之，痢遂愈。一昼夜尚水泻十余次，此本病也，又疏一方：附子、肉果、人参、白术、山药、甘草、山萸、丁香、茯苓、巴戟、炮姜、莲肉、乌梅。而愈后定丸方，许其调经种子。或曰：载老尊阃十年脾泄，十年不孕，谈何容易乎？服丸药两月，泄症痊愈，果受妊生子。丸方：白术半斤，附子三两，良姜三两，干姜三两，苍术半斤，青皮一两五钱，陈皮一两五钱，茯苓二两，山药二两，当归二两，白芍二两，巴戟二两，山萸二两，人参二两，黄芪二两，甘草一两，肉桂一两，木香一两，泽泻七钱，益智二两，半夏一两五钱，枳实二两，香附两半，砂仁两半，鹿角胶四两，熟地二两，丁香一两，牡蛎二两，续断二两。

咳　嗽

浙江周翁，每逢盛暑，背重如有所压，发嗽作泻者十年余矣。切其右寸无脉，右关浮数，余曰：此庚金见土而伏之义也。投以生脉散加升麻，二剂而瘳。周翁来谢曰：公之术神矣，余奔走工湖足迹几半天下，数载求医从未有用生脉散者，公何见之确而用之当也？余告之曰：翁之恙本属肺虚，时当夏令，烈火烁金，金畏火而下伏土中，窃母气以自救，犹婴孩之受惊而投人母怀也，假令中气旺者，自能保抱携持，泰然无恙，苟中土一虚，母气先已尪弱，又怜其子之受

惊而欲救之，鲜有不子母俱病者。翁当暑辄病，病而不能静摄，日跋涉于道途，是犹三伏中鼓铸，其金之销耗自倍于平时也。肺金虚则橐籥[①]坏而机缄[②]穷，周身之气俱随之而滞，为嗽为泻所必致也。肺俞在背，如有所压者，肺伏之征也。关脉数中带浮者，浮为肺之本脉，金伏土中故见于右关也。生脉散中人参补元泻热，麦冬清金消暑，五味酸敛泻丙丁补庚辛，加升麻以升提肺气使之复还本位，譬之金风动而玉露降，则炎槁自失矣，周翁叹服不置。

一人患嗽，右胁刺痛，六脉俱虚，两尺尤甚，决其肾虚作咳也。用熟地五钱，山药五钱，丹皮一钱五分，五味八分，茯苓一钱，山萸一钱五分，橘红一钱，饧糖二钱，两剂咳顿止，刺痛亦减，仍前方加肉桂四钱而愈。愚按：肾咳犹子之逆母也，治法须寓正名辨分之意，然后贼子惧而母得安，如培土以生金，生金即护母也，培土以克水，克水即治子也。或问曰：肾邪上逆多属于虚，又从而克之母，乃犯虚虚之禁乎？余曰：土能克水，然土能生金，金能生水，名虽为克，实与虚则补其母之旨正相合，正名辨分之中，仍不失调停骨肉之义也。

一妇人经水久闭，咳嗽三月不愈，自分必成痨瘵，余切其脉，滑而紧，用温肺汤加瓦楞粉，二剂咳嗽顿止，求余通经之药。余曰：此痰闭经络，故月事不以时下，当用

---

① 橐籥：古代冶炼时用以鼓风吹火的装置，犹今之风箱，代指肺得宣发肃降功能。

② 机缄：谓推动事物发生变化的力量，亦指气数，气运。

滚痰丸及控涎丹之类大下之，然后健脾自获全效，勿计功于旦夕也。不信吾言，遂成痼疾。桂枝、麻黄、杏仁、细辛、白芍、甘草、干姜、半夏、五味、橘红、蛤粉。

一老人痰嗽头眩，切其脉寸关浮细，两尺独弦，此肾肝之阴逆冲于上也，当是恼怒所致，询之果然。用丹皮、肉桂、白芍、泽泻、砂仁、牛膝、白术、山萸、巴戟、陈皮、山楂。服二剂病势减半，又立一方：白芍、甘草、半夏曲、泽泻、茯苓、白术、当归、杏仁、柴胡、青皮、人参、姜、枣、白蜜，四剂而愈。

一妇人患嗽已久，肺脉浮滑，余部无神，为立煎方：百合、苏子、款冬、麦冬、陈皮、甘草、沙参、白术、五味子、半夏、桔梗，二剂而嗽止。复诊其脉，曰：病减而脉不减，是大忌也，脉贵有神，无神是无胃气也，交春可虞，果如期而殁。

一妇人热入血室，发热作咳，用生地五钱，桔梗一钱，沙参五钱，橘红一钱，玄参一钱五分，知母一钱，当归一钱二分，前胡八分，天冬一钱，枇杷叶一钱，一剂瘥，两剂愈，兼进六味丸调理。

瘟　疫

一人恶寒发热，头痛腰疼，烦躁口渴，医欲汗之，余为力争云：此瘟病也，其人本虚，可误汗乎？症兼少阳阳

明，宜小柴胡升麻葛根合而服之。柴胡、黄芩、人参、甘草、葛根、升麻、白芍。

一人于五月间面赤头痛，大热而渴，自汗，脉数有力，用石膏一两，知母三钱，甘草一钱，粳米一勺，山栀一钱，豉二钱，童便一杯，水二钟煎服，脉势稍平。继以大剂六味地黄汤加麦冬、山楂，三服而愈。

一人患疫，发斑势甚危，医用凉膈散加减主治，托伊亲持方问余，乃连翘、山栀、薄荷、黄芩、桔梗、淡竹叶、甘草、黄连、青黛。余谓此方甚王道，但不识口渴之甚与不甚，热势之衰与未衰耳。拉余诊视，口渴已减，热亦往来，惟斑未退余，曰：前方虽正，不如活人败毒散，辛平之中有人参一味，大力者负荷其正，驱逐其邪则指日可愈矣，已而果然。羌活、柴胡、川芎、枳壳、茯苓、桔梗、人参、甘草。

膈 噎

膈噎是神思间病也，七情太过，五脏火动，熏蒸津液，郁而生痰，痰与气结，多升少降，遂使小肠热结而血脉燥，大肠热结而不能圊，膀胱热结而津液涸，三阳既结，则前后闭泣不通，必反而上，《经》云“三阳结谓之膈也”。年高病久，血气已虚，纵使用药暂愈，其病随复，惟初病者，及类乎膈噎者可治。有属火者焉，其脉必洪数而有力也，用药不嫌其凉润也；有属痰者焉，其脉或结涩或滑疾也，

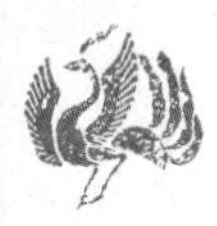

用药不嫌其豁导也；有属水者焉，其脉或沉而迟或沉而数也，用药不嫌其温利也；有属瘀血者焉，其脉多促结，其证必有痛处也，用药不嫌其通利也；有属寒者焉，其脉必沉细无力，其黑色必先见乎面也，用药不嫌其辛热也；有属郁者焉，其脉必寸伏而兼涩也，用药不嫌其升散也；有属食积者焉，其症必腹中痛，其脉必滑而数也，用药不嫌其消导也。若乃胃脘干槁，粪如羊矢，趺阳浮涩，大肉尽脱，斯时滋血生津恐痰涎转腻，健脾开胃恐血液愈枯，虽岐黄再世，亦难援手，乃粗工欲以草根树皮冀望回春，求金无畏火之炎，肾有生水之渐，不亦迂乎！

一人患膈噎，痰嗽便燥，以人参利膈丸治之不效，有时并丸药亦吐出。余见其喘急烦闷，背痛彻胁，脉来有力，知其老痰胶固膈间，未不得下故也，改用栝蒌实丸为汤。瓜蒌仁二钱，枳壳一钱，半夏二钱，苦桔梗八分，神曲一钱，生姜三片，少加麝香厘许，投之下痰碗许，胸次稍宽，腹中漉漉有声，此痰气活动流注肠中也。再投以控涎丹一服，下痰水半桶，后以六君子汤调理而愈。

一人反胃，眼下颧骨俱黑色，气上冲心，大便燥结，诊其右关脉细而附骨，寸口沉而横，此脾家有寒积也，以厚朴丸利之一月而症减。厚朴一两五钱（姜汁炒），川椒（去目，微炒）一两，川乌（炮去皮）一两，紫菀一两，吴茱萸（汤泡）一两，菖蒲一两，柴胡一两，桔梗五钱，茯苓五钱，官桂一两二钱，皂角（去皮弦，炙）一两，干姜（炮）、人参各一两四钱，川连一两，巴豆霜五钱，炼蜜

丸如梧子，每服三丸，渐加至七八丸，生姜汤下。

一人患呕逆，吐痰吐食，时作嘈杂，素知其人平日善啖善饮复善怒，右脉浮大，左脉沉涩。用白术一钱，枳实八分，橘红八分，茯苓八分，香附、半夏各一钱，川连、槟榔、白蔻各五分，青皮、吴萸、甘草各三分，人参二钱，黄芪一钱，姜枣同煎，连服一月，诸症悉愈。患者来谢，曰：加减枳术二陈汤不啻用过几十剂矣，向何不效，今何效也？余曰：公之右脉浮大，浮大则为气虚，左脉沉涩，沉涩则为气滞，惟虚故滞也，疏肝快气之中不兼补中益气之法，所以求通而愈塞耳，重加参芪，则枳术二陈之属皆禀令而奏绩已。

一人饮食辄吐，所出倍于所入，自分必死，亟用猫胞散，以猪肉汤调下，渐能纳谷，后以人参利膈丸推陈致新而愈。猫胞散方：猫胞一具，乌药五分，小茴香一钱，半夏一钱，橘红五分，丁香二粒，碾成细末，加苏合油少许。人参利膈丸：人参、当归、甘草、枳实（炒）、藿香各一两，木香、槟榔各七钱五分，大黄酒制一两，为末，水泛丸如桐子大，每服五十丸。

吐　血

一人房欲过度，每遇春令必吐血，发后忽胸胁痛，唇口干焦，时而离魂欲脱，切其脉微如羹上肥。患者问曰：男女之欲人皆有之，夫何使我至于此极也？余曰：相火寄

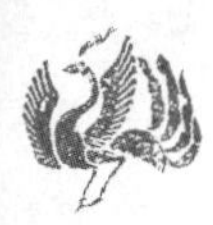

于肝，藏于肾，随心之动静为起伏，房劳则火起于肾肝，游行乎三焦，龙飞电作，云兴水涌，肝家之血亦如之，今胸胁空痛者，肝无血养也。肝藏魂，肝失其职，故神不守舍而欲脱也。余每见树木凡植于路傍者，十有九空，亦以动则火起，木多泄气之故耳。紫河车一具，人参四两，鹿茸一对，地黄二两，阿胶一两，乌骨鸡一双，猪脊膂二条，羊脊髓二条，山药四两，莲肉四两，枣肉一百个，巴戟二两，山楂四两，远志一两，明矾二两，白蜜丸如梧桐子，每服百丸，枣汤下，服半年而愈。

一人患吐血，医用凉血之剂止之，将远行，邂逅遇诸途，自谓血症已痊愈，只傍晚发热及咳嗽未除耳，求余诊。脉洪大而数，几及六至，余曰：春得夏脉一忌也，况吐血之后尤忌洪数，尚当静养半年，俟秋凉束装何如？果于夏月卒。

一人咳嗽吐血，身灼热，左胁如压重物，咳则刺痛，谵语，头不能举，举则气逆嗽剧，谷食不进者二十余日，诸药罔效，延余诊视。六脉洪大，余忆少时曾患此症，幸赖徐君同野疗治得生，因询其曾负重努力乎？侍者曰否。会犯房事乎？侍者曰否。余用危言以激之，病者略为首肯。遂用大黄末一两，酒为丸，延胡一两，桃仁五钱，红花二钱，甘草一钱，桂枝一钱，芒硝五钱，煎汤送下，半日顷下血痰黑粪半桶，头渐举，再用前方之半，服而晏寝[①]。急

① 晏寝：晚睡。如：晋·潘岳《秋兴赋》序：“夙兴晏寝，匪遑底宁。”

用补中益气汤加童便连服两月，服参斤外而愈。此症若非身亲其恙，与病者自点其头，其敢放胆用药乃尔乎？可笑世人讳疾试医，以疗病为射覆[①]，设或误投，命殒顷刻，何其愚也。

呕　吐

一人伤风，身背发热，肩臂牵痛，胸膈满闷，每食第一口必呕，呕而复下，以香燥投之不效，以疏散投之又不效，不得已用温暖镇坠下焦之药，投而辄吐，求治于余。余曰：此漏气症也，因上焦伤风，闭其腠理，经气失道，邪气内着所致，《经》云：诸痿喘呕皆属于上。今不治上而治下，宜其无功矣。照古方麦门冬汤作散，八日痊愈。麦冬三两，生芦根三两，人参一两，葳蕤一两，竹茹三两，白术三两，甘草七钱，陈皮一两，生姜二片，陈米一合。

一人每进食即发呃逆，两年后呕吐大作，趺阳脉迟而虚，病人畏呕不敢饮食，食亦辄吐，幸大便溏而不结，且遍想喜啖之物。余知其胃气未败，只因虚寒不能腐熟水谷，投以东垣藿香安胃散：藿香一钱，丁香一钱，人参二钱，橘红一钱，为末，每服二钱，生姜三片同煎，凉服。

---

① 射覆：汉族民间近于占卜术的猜物游戏。在瓯、盂等器具下覆盖某一物件，让人猜测里面是什么东西。《汉书·东方朔传》：“上尝使诸数家射覆。”颜师古注曰：“于覆器之下而置诸物，令暗射之，故云射覆。”

心　疼

一妇人胃脘痛，按之转剧，疑是实症，而右关未见沉实有力之脉，且左脉皆伏而弱，知其饮冷血滞也，内服煎方，外贴上池膏而愈。枳壳、木香、延胡、蓬术、厚朴、陈皮、木通、乌药、桂枝、玫瑰花。玫瑰花即徘徊花，本草所不载，用之自西洋始，西洋取花蒸露，主治最多。予因谛其色之鲜红，嗅之香甜，信其走血而入脾，用以治血郁，如胃膈疼痛、经期作楚等症，试而辄效，吾愿世人放胆用之，普救一切，勿谓自我作古也。

余妹胃脘痛，右关洪数，此火痛也，以黄芩、白术、半夏、橘红、白蔻、黄连、山楂、茯苓、厚朴、甘草，煎吞一剂而愈。

一人心疼，昼夜不已，间作怔忡之状，用人参一钱五分，白芍二钱，甘草五分，当归二钱，青皮一钱，白蔻八分，石菖蒲五分，白茯苓一钱，远志五分，炒盐一匙，二服顿瘳。

一妇人心头痛，切脉辨色，谛其为气郁痰凝也，用神授烧脾散投之。藿香、半夏、草蔻、青皮、良姜、延胡、厚朴、陈皮、石菖蒲、五灵脂、蚶粉、干姜、砂仁、神曲、麦芽、炒盐、赤芍，共为末，姜一片，葱白一个，煎汤，敷麻油少许，调末药吞下立愈。

上池膏主治内外诸病一十四条，其心疼一症，奏效尤捷，每有汤药之所不能疗者，应手霍然，数年以来经验者不下千余人矣，不胜枚举也。

虚 损

一人面黄肤肿，气短神疲，口渴咽干，内热咳嗽，脉现濡弱，两尺尤微，此精亏气损，阴阳两惫之症也。阳虚则肺虚，肺虚则津不足以充泽皮肤，阴虚则肾虚肾虚则液不足以灌溉表里。《经》云：忧悲伤肺，肺伤不得不窃脾母之气以自救，故金耗而土亦亏。又云：恐伤肾，肾伤则无以滋肝子之气以敷荣，故木旺而土愈弱，当是忧恐所致，法当七分补脾，三分补肺肾。为投人参一钱，黄芪一钱，白术一钱，白茯苓八分，广皮八分，甘草五分，熟地一钱，山药一钱，丹皮七分，半夏曲八分，五味三分，姜枣同煎。服十剂有效，即以此方加料，炼蜜为丸，服两月而愈。

一妇人多汗头眩，时欲离魂，因其烦躁，人皆以为火也。余曰：六脉将脱，焉得有火，阳往外走，将成亡阳。为之定方：人参二钱，附子七分，五味子五分，归身一钱，黄芪一钱五分，桂枝五分，白芍一钱五分，炙甘草六分，枣仁二钱，龙骨八分，防风六分，麦冬一钱，饧糖一钱，两剂而愈。

一人咳嗽吐红，内热虚烦，肌肤瘦削者二年矣。延余诊视，余曰：药多则伤胃，今胃气已弱，而复以汤剂投之，

徒自苦耳，向有紫河车膏方，药少而味甘，不过六七日服尽矣。如法制就，服至第三日，痰如棉絮状者一涌如注，咳嗽除而虚烦愈，后以六君子汤调理全瘳。白壮紫河车一具，去血，新布绞干，配生地黄四两切片，川椒末一钱，砂仁末五钱，用真白酒浆四饭碗，入磁瓶内隔汤煮一昼夜，锅内频频添水，膏成取起。再用新白布绞去渣，滤膏入磁瓶中，出火毒三日，每日空心服膏一茶杯。善饮者，用陈酒调下，不饮者用白汤调下。

一人房劳过度，两胫酸疼，腰背拘急，饮食无味，耳内风声，夜卧梦与鬼交，遗精盗汗，医药罔效。延予灸四花六穴，诊其脉，辞之曰：仲景云微数之脉慎不可灸，因火为邪则为烦逆，追虚逐实，血散脉中，火气虽微，内攻有力，焦骨伤筋，血难复也。今脉虚数本为精伤血少，而复灸之，将见元阴立涸矣。当用耘苗小丹[①]以渐增加，勿责速效，可望回春，病者如法调理经年而元气始复。熟地、肉苁蓉各六两（酒浸），五味子、菟丝子各五两（酒浸），柏子仁、天冬、蛇床子炒、覆盆子、巴戟（酒浸）、石斛各三两，续断、泽泻、人参、山药、远志、山萸肉、菖蒲、桂心、白茯苓、杜仲各二两，天雄（制）一两，炼蜜丸如梧子大，每服三十丸，温酒送下，加至五十丸。

---

① 耘苗小丹：即《医学纲目》所载“耘苗丹”，书中载：“王启玄传《玄珠》耘苗丹三方。序曰：张长沙戒人妄服燥烈之药，谓药势偏有所助，胜克流变，则真病生焉，犹悯苗不长而揠之者也。若禀气血不强，合服此而不服，是不耘苗者也，故名耘苗丹。此丹养五脏，补不足，秘固真元，均调二气，和畅荣卫，保神守中。”

附七损八益论

夫阳贵而阴贱，犹之天尊而地卑也，故扶阳抑阴，圣人每三致意焉。不特医道为然也，但《阴阳应象大论》通篇于平列阴阳，中隐寓扶阳之义，犹之讲夫和妻柔，而夫倡之义自见云耳，并未有损阴之说也。若阴果可损，则人身只须一阳足矣，何复有阳胜之病哉。夫一阴一阳之谓道，不可更胜也，阳胜则死于阳，阴胜则死于阴，故黄帝以调此二者为问，欲明乎阳如何而后不胜乎阴，阴如何而后不胜乎阳，俾斯民尽登仁寿之域也。然阳何以胜，非胜于阳之有余，乃胜于阴之不足；阴何以胜，非胜于阴之有余，乃胜于阳之不足。所以岐伯欲言调，先言用，欲言用，先言知。若曰不知持满，无由调也，积精全神，无他调也，能知七损八益而后元精积充，元气内固，庶阴阳克底于平，可以耳目聪明，身体轻强，老者复壮，壮者益治，苟不知此，则阴气半而起居衰，阴痿而九窍不利，涕泣俱出。可见阴衰则阳亦随之，意在言表已，初非言损阴而益阳也。华元化云：阴宜常损，阳宜常益。信斯言也，是男可无女，天可无地，生道不几息乎？况阳化气，阴成形，设无阴则无形，无形则无以载气，阳岂能独存乎？譬之灯然，阳火也，阴膏也，膏炷具而火忽灭，人以为风与湿夺之也，然亦阴不足以留之也，膏炷与火俱尽则阴不足以奉阳也，故曰“阴精所奉其人寿，阳精所降其人夭”。降者屈服也，即阳衰阴胜之谓也，夫阴胜固不可，阳顾可独胜乎？明理如张介宾，其类注亦仅取七为少阳之数，七损者，言阳消之

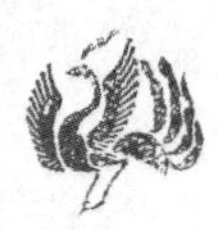

渐；八为少阴之数，八益者，言阴长之由，谓阳不宜消，阴不宜长，推其意岂不本于“阴阳之要，阳密乃固”与“阳强不能密，阴气乃绝”之训哉，然于此篇问答之旨初无涉也。愚按：七八者，纪日之数也，七损八益者，该男女而言，纪日而严其用也，非诠解阴阳二字也。人身三阴三阳，合而成六，因有亏欠，再加以一而七，则生意充矣，故血气每七日一度进长，《易》曰“七日来复”言有施泄者，必至七日来复也。人于房室之事七日一犯，所生仅供其所泄，才复而又犯之，非损而何？若能逾七日而八日，即有一分之余，所生足供其所施，非益而何？从此益之为二八、三八、四八以至八八六十四日不犯，自然所用不竭其所生，阴平阳秘，精神乃治，永无更胜之虞。故曰“知之则强，不知则老”，又曰“愚者不足，智者有余”，又曰“同出而名异，智者察同，愚者察异”。明明自下注脚，谓阴阳互根，无阳则阴无以生，无阴则阳无以成，阴为阳守，阳为阴使，特愚者析之为二，知者合之则一耳。由是知圣人立教，欲人于年壮有室之时，及早宝啬精神。如积阳至大而为天，积阴至厚而为地，相交成泰，自臻不朽。至若王太仆以女为阴七可损，海满而血下；男为阳八宜益，交会而精泄，以用字解为房事，以泄精解作益阳，何异指斧斤为雨露，且于上下文义不知其作何联属也，谨论。

内　伤

一人鼻塞流涕，诊得气口脉大，当是内伤，用川芎、白芍、归尾、青皮、香附、延胡、丹皮、荆芥、羌活，服

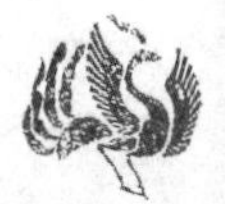

一剂鼻塞稍减。大便三日不下，因内伤血分，热熏于肺，故作鼻塞，金受火制则窃母自救，故脾土不润，先服润肠丸三钱，后与调和气血。归尾、白芍、蓬术、蒲黄、丹皮、延胡、橘红、川芎、桃仁、甘草，下宿秽黑色者甚多。又定一方：白术、人参、当归、茯苓、甘草、橘红、丹皮，调益中气而愈。

一人胸痛彻心，心痛彻背，多汗便硬，胃脘痛，左脉虚，右关实，按之则剧，知是内伤。第一方用：枳实、槟榔、陈皮、厚朴、黄芩、柴胡、归尾、蓬术、苏梗、甘草。第二方用：当归、白术、茯苓、白芍、延胡、蓬术、黄芪、甘草、肉桂、姜灰。第三方用：人参、黄芪、白术、当归、熟地、肉桂、干姜、丹皮、川芎、甘草、香附，每方各二剂而愈。

一妇人半产之后，冲任受伤，脐下少腹常痛，两寸两关俱数，两尺微涩，误服寒凉，中州下陷，脾不统摄，时时下血，人见其血，愈用芩连栀柏，其脉愈数，不知按之无力，即东垣所谓误服寒凉所致也。当以从阳引至阴之法，温暖下焦，则上焦邪热自然降伏，古语不云乎“日月出矣，爝火自息”①。熟地一钱，肉桂五分，山萸八分，牛膝五分，车前六分，熟附子四分，茯苓六分，山药五分，泽泻四分，丹皮七分，巴戟肉八分，延胡五分，小茴五分。煎服月余，经期已准，腹亦不痛，复来求定丸方，余即以前方加补骨

① 语出《庄子·逍遥游》：“日月出矣，而爝火不息；其于光也，不亦难乎！”成玄英 疏：“爝火，犹炬火也，亦小火也。”

脂一味。

一人发热痰嗽，右乳上下疼痛，小便黄赤，大便如脂，涉于死者屡矣。余诊其脉，右洪左涩，知其负重努力，遇春而发劳伤也。用柴胡、青皮、赤芍、延胡、桃仁、杏仁、归尾、厚朴、麦芽、山楂、甘草、蓬术、白芥子、枳实、木香，共为末，煎吞。疼处贴上池膏，遂愈。

痰

一童子吐泻日久，饮食减少，形体羸瘦。余问其平日肥瘦若何，其乳媪云：平时颇肥，一病辄瘦。余知其有风痰羁绊于脾胃之间，遵洁古水煮金花丸治之愈。半夏一两，南星一两，寒水石（烧存性）一两，天麻一两，雄黄一钱五分，白面四两，醋煮神曲为丸，生姜汤下。

一人吐痰，其形或如豌豆，或如葡萄肉，或如小鱼膘，啮之啧啧有声，时时升阻喉间，必咯出然后快。余撰一方，用绿海粉五钱，瓦楞粉五钱，草果一钱五分，乌药一钱，诃子肉五分，木香五分，数剂而愈。或问曰：是方未之前闻也，其义何居？余曰：海粉消痰，咸能软坚，且其状与病者之痰形相似；瓦楞、草果能搜老痰，然老痰之四旁必有稠黏之饮环裹，得诃子以开之，木香、乌药以疏之，气通而痰自降矣。

一妇人目中见鬼，时作眩晕，腰痛，大便溏，脾脉独

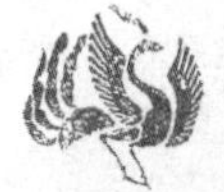

滑而濡。问其所见黄青鬼乎？病者曰然。余曰：此脾家有痰也。煎苓桂术甘汤送下礞石滚痰丸，五日后泻出败痰，诸症俱愈。但少气身软，用六君子加苍术汤治之。

脾 胃

一人善啖而瘦，肌肤尝热，唇色常红，切其右关脉沉而数，余知其胃有伏火，食㑊[①]之症也。用泻阴升阳汤：柴胡五分，甘草四分，黄芪五分，苍术八分，石膏五分，数剂而食减。后用保和丸调理半年痊愈，山楂、神曲、半夏、陈皮、白茯苓、甘草、连翘、麦芽，姜汁煮，神曲糊为丸。

一楚贾年近五旬，饮食减少，四肢乏力，夜卧不安。切其脉告之曰：此劳役思虑损其脾也。以补中益气汤、六君子汤为主，归脾汤辅之，连服两月而愈。何以知楚客之病在脾也？以右脉浮，大于左，且下坚而上虚也。越一年复来吴门谢余，曰：赖公良药得以强饭，近因咳嗽不得卧，服归脾汤减去木香而不效何也？余曰：归脾汤中当归补肝，参芪术草补脾，茯神、远志、龙眼、枣仁补心，各守一经，得木香一味疏畅调和，庶使肝心二经之药尽归于脾，故名归脾。若去木香，则上焦之滞气不调，何由使脾淫气于心，散精于肝乎。楚客心折，复求诊视。切其左脉浮而紧，此风寒失表也，不宜误投人参。楚客曰：病果得之行路感寒而发也。余曰：凡火症用参，纵或误投，犹不

① 食㑊：多食而消瘦，《素问·气厥论》云："大肠移热于胃，善食而瘦人，谓之食㑊。"

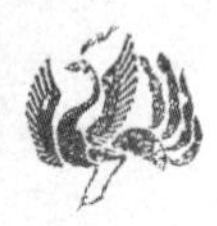

为害，若寒症未散而骤用之，是闭门留盗矣。用小青龙汤去麻黄而愈。

一人脾胃作泻，阴火上升，目齿痛时医以为火也，用苦寒治之，愈泻愈痛。切其脉，下部有脉，上部无脉也，余告之曰：此阳气下陷，阴火上升，不用升散而用凉降，使火无出路，故乘虚处上攻耳。以补中益气汤加干姜疗之而愈。所以然者，升中带温，则阳明之阳自回于太阴，而上焦之虚热得中焦之蒸腾而自退。

一老妪病后失调，不思食，因而绝谷者月余，下部浮肿。切其右脉浮而迟，左脉沉而有力，此肝郁克脾也。为之定方：肉桂、白芍、藿香、青皮、半夏、白术、干姜、陈皮、甘草、米仁、茯苓、当归。服二帖浮肿退，胃口开。仍用前方去藿香，加人参又二帖。而口苦微发寒热，病者心慌，余慰之曰：发寒热病将退矣。再立方：柴胡、升麻、半夏、人参、白术、茯苓、甘草、当归、肉桂、干姜、白芍、黄芩。少阳诸症悉愈，而脉渐虚微，余知其病退矣，于前方去黄芩、半夏、肉桂，加附子、陈皮、黄芪，四剂而霍然。凡木郁之症，服药后身发寒热者，此水气上升也，故知其病将愈。

一人善啖，不为肌肤每食必汗，常患伤风，夜则发饱不安，右关脉浮之而数，按之则涩，问其向来所服何药，大都理中加黄芪、桂枝之类。余曰：症属脾阴，药属脾阳，宜其无效也。先哲云“阳土备化，阴土司成”，凡受水谷之

入而变化者，脾胃之阳也，散水谷之气以成荣卫者，脾胃之阴也。今善啖是脾胃之阳未常伤也，只因脾阴不足不能散精，故不为肌肤多汗，而易伤风耳。用：山药、石斛、扁豆、五味、茯苓、白芍、莲肉、枣仁、广皮、山楂，二十剂而愈。

一人恣食糍糕，呕吐胸满，庸工连投大黄三剂，中气受伤，饮食不进者二十日矣。余诊其右脉虚而迟，望其面色黑而黯，告之曰：本体虚寒故易于伤食，连服大黄，年高人能堪此乎？以白术为君，干姜、附子、藿香、升麻、木香、甘草、茯苓、白芍、归身，二剂而愈。

臌胀

一妇人产后，久病身半以下肿胀，脐突，小便不利，医以五苓散治之不效，求治于余。余曰：先经断而后水胀，且病发于下，此血分也，当于血上求之。用调荣饮：官桂、细辛、甘草各五分，莪术、川芎、延胡、当归、槟榔、陈皮、赤芍、桑皮、大腹皮、赤茯苓、葶苈子各一钱，大黄一钱五分，姜一片，红枣二枚，煎服。服四剂小便通而胀已，小腹有块如拳，知水虽去而瘀血尚结于胞门，非温无以化之也，急用夺命丹[1]：附子末五钱，丹皮末一两，干漆一两（炒令烟尽，为末），将大黄末一两，同好醋熬成膏，和前药末三味，丸如梧子大，温酒吞三十粒，后以温胃汤

① 夺命丹：方出《产育宝庆集》。

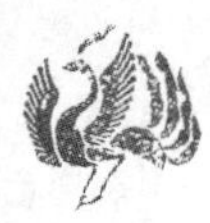

调理而愈。附子、厚朴、当归、白芍、人参、炙草、陈皮各一钱，干姜八分，川椒三分，加香附一钱。

一人病胀，遍身黄肿，先投保命丹，日进三服者半月，再用胃苓汤调理而愈。保命丹方[①]：皂矾八两，肉苁蓉一两五钱（二味入罐内，火煅尽烟），香附子八两，麦芽十两，红枣八两（煮熟去核，捣膏），上前味共为细末，枣膏和丸如梧子大，每服二十丸，好酒送下。

向有秘传禹余粮丸方，余屡试辄效，及检《证治准绳》，已备陈其妙，特附刊于下，以广其用，勿以成方而忽之也。蛇含石三两（炭火煅红，倾入醋中，候冷取出，研极细），禹余粮三两，真针砂五两（先以水淘净，炒干，入余粮一处，用米醋二升煮干为度，再入炭中同药烧红，钳出倾净砖上，候冷，研细），羌活、木香、茯苓、川芎、牛膝（酒浸）、桂心、白蔻（炮）、大茴香（炒）、蓬术（炮）、附子（炮）、干姜（炮）、青皮、三棱（炮）、当归（酒浸）、白蒺藜各五钱。共为细末，入前药拌匀，以汤浸蒸饼和药，再杵极匀，丸如梧子。食前温酒白汤送下三十至五十丸，忌盐，一毫不可入口，否则发疾愈甚。

脚气

一人素有劳伤，一日负重远行，归途遇雨，身发热而

① 保命丹：方出《医统》。

恶寒如伤寒状，脉迟涩。余询其两足肿痛否，病者曰然。余曰：此脚气类伤寒也。用五积散一剂而愈。麻黄八分，肉桂四分，苍术一钱，白芷五钱，厚朴八分，陈皮六分，枳壳五分，川芎五分，甘草五分，当归五分，白芍五分，干姜五分，半夏一钱，生姜三片，葱白二根。

一人肾经素虚，冬月涉水，寒湿流注足少阴，恶寒发热，腹胀喘急，两足肿痛，昏聩欲寐，误认痈肿，委托疡医，渐至入腹冲心。余曰：此脚气也，肾乘心，水克火，祸不旋踵矣。急以黄柏、附子等分为末，津调作饼，贴涌泉穴上，艾火灸之，引其热下行。内用麻黄附子细辛汤加干姜、桂心、泽泻、五味、白茯苓、白术、炙草等分，姜枣为引，水煎冷服而愈。此方一名附子左经汤。

一徽贾脚气，有触即发，因其多湿热，为定防己饮治之，十减七八。防己、黄柏、槟榔、生地、甘草、苍术、木通、犀角、白术、川芎。

泄　泻

一妇人脾久泄泻，不思饮食，用白术、黄芪、半夏、陈皮、木香、茯苓、砂仁、甘草、肉果、藿香、扁豆、香附，两剂，十愈其六。今当温肾，再用：白术、扁豆、肉果、山萸、巴戟、陈皮、木香、茯苓、砂仁、藿香、甘草。

一妇人水泻五六日，胸腹膨胀不思饮食，责之肺气不

能开发，用紫苏、腹皮、茯苓、厚朴、木香、甘草、藿香、人参、白术、姜、枣，二帖而愈。

一妇人寒热，自利而渴，遍身痛，足冷口苦等症，脉之知其湿郁于内也。先服升阳除湿汤：升麻、柴胡、猪苓、甘草、羌活、泽泻、半夏、神曲、麦芽、苍术、益智、防风、陈皮、姜、枣。二剂而寒热泻利俱愈，但胸膈不开，心神恍惚。余断其痰饮为病，又改一方，用瓜蒌仁、枳实、白术、当归、茯神、枣仁、柴胡、桔梗、半夏、黄芩、甘草、广皮、桂枝、粳米、生姜，服二剂足冷恍惚诸症俱除，只不知饥饿，二便不利，口苦未痊。又投以白术、茯苓、广皮、川连、柴胡、黄芩、麦冬、知母、甘草、枳壳、泽泻、车前、益智、地黄、玄参而愈。

一妇人六脉弱极，脾泄腹痛。用：白术、黄芪、人参、甘草、肉果、茯苓、肉桂、故纸、藿香、五味。

消　渴

一人患膈消，日饮茶无算，腹胀急。余曰：小便不利而渴，知内有热也，以蜜炙桑叶煎汤代茶饮之而愈。因悟古人用缲丝汤，亦为蚕食桑叶而成蛹，且当茧缩之际，故能降心火，除手足阳明之热。

附录《内经》分寒热二段：

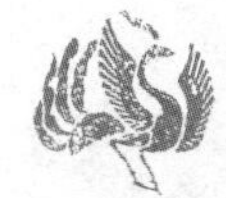

《经》云：少阳司天之政，三之气，炎暑至，民病渴。又云：少阴之复，渴而欲饮。又云：少阳之复，嗌络焦槁，渴引水浆。是热助心盛而渴，治以诸寒剂，世之所知也；《经》云：太阳司天，寒气下临，心火上从，嗌干善渴。又云：太阳司天，寒淫所胜，民病嗌干，渴而欲饮。又云：寒水太过，上临太阳，民病渴而妄冒。是寒攻心虚而渴，治以诸热剂，则世之所未知也。

咽　喉

一人患双乳鹅甚危，用蛤蟆草捣汁，灶前梁上烟尘，明矾、冰片、好酸醋同捣，同鹅翎蘸药卷患处，吐黏痰半日而愈。

一人患咽喉急症，水浆不入口，余思用药无益，急取少商出血立愈。

一人患喉痹，痛连舌本，服甘桔汤十余剂不差，求治于余。余曰：此系肾虚火冲，当用六味地黄汤加山楂、枳壳，破阳引阴，三服而愈。

一人患喉痹，诊其脉，下焦虚寒，昼则稍可，夜则转甚，用桂味地黄汤加山楂、枳壳而愈。

一童子感冒后喉痹，饮食不得下咽，势甚危笃，用花

粉、陈皮、粘子[1]、杏仁、旋覆、前胡、玄参、桔梗、枳壳、甘草、泽泻顿愈。

耳

一人火嗽初愈，耳鸣不聪，于听为定丸方：人参二两，归身三两，白术三两，熟地四两，五味二两，黄芪三两，茯苓二两，石菖蒲一两，黄柏一两五钱，沉香一两二钱，甘草一两，贝母一两八钱，天冬一两，百合煎汤送下。

朱裕公耳聋，脉之知属肾虚，针灸后穴：百会、听会、翳风、曲池、合谷、三里，灸肾俞三壮。

一人耳聋头眩，乃肝火挟痰所致，法当升散。用柴胡八分，半夏一钱五分，苏梗五分，桂枝五分，赤芍八分，甘草五分，枳壳五分，川芎五分，陈皮八分，菖蒲五分，煨姜一片，枣一个，服四帖而瘳。

一人耳中出脓者二年余矣，偶检一方治之愈，后屡试屡验，附刊于下。枯矾、龙骨（研）、海螵蛸、黄丹（飞）、干胭脂（烧灰）各一钱，麝香少许，共为末，先用绵条拭去脓，然后用鹅毛管吹药。

眼

一优人患目疾者三年矣，眼胞上下俱黑色，目眶渐小。

---

① 粘子：即牛蒡子。

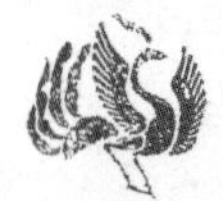

余诊其脉涩而微，尺滑而浮，此精亏也，当是色欲无度所致。询之，病者曰：果然，每夜必梦遗也。予曰：曾服药否？病者曰：服药三年，目疾愈甚，今渐咳嗽，觉内热矣。予为定方，用：巴戟肉、桂、干姜、白术、当归、人参、黄芪、蒺藜、山萸、甘草，服四剂而愈。

侄女右眼外眦，红丝上扳黑轮，中有白星一点。余见其面上肌肤粟起毛竖，诊其脉浮紧，知是寒束于表，热郁于里，用桂枝、白芍、甘草、升麻、荆芥、防风、干姜，二剂而红丝白星俱退。

一人两眼肿赤如弹，其痛欲裂，几不欲生，又生平不肯服药，求治于余。余曰：只须服大黄药一二剂便痊矣。病者畏药如酖，曰：我来求先生符水耳，若汤药宁死不服也。予曰：灵符法水须兼用针，不识能忍周时之痛否？病者唯唯，予为取陷谷出血，泻足三里，再取外关、率谷，针出而眼开红退。

一乳妪两目赤痛，口渴，脉之知肾肝有火也，用当归、白芍、生地、茯神、甘草、甘菊、知母、黄芩、白术、丹皮。

一童子年可十四五，一日暮忽目中见红光一道，自后昼则睹物如常，夜则雀盲不见。余曰：此肝虚也。用石决明一两，夜明沙一两，川连三钱，防风五钱，苍术一两，细辛五钱，熟地一两，为末。用羊肝一具，将肝切开，入

药在内，扎紧，米泔水煮烂，将原药汁加蜜，和丸如梧子大，每服三十丸，不终剂而愈。

或问曰：俗称眼不点不瞎，而子秘点药方如异珍何也？余曰：内病服药譬之釜底抽薪，外障点药譬之镜上磨垢，此古法也。世人只缘不明标本，方当风寒未解，火热未散之际，骤用苦寒点药，遏抑其邪，故不惟无功，反致激发之患。若内病既成，外病已见，必须内外夹攻，点服并施，方能奏效。况点药各种不同，余曾入山，遇一风眼红肿异常，教以生姜捣汁和人乳点之，顷刻涕泪如注，肿消红退。然则点药有一定之方乎哉？无一定之方乎哉？

癫　狂

张安期令侄女年十七，患癫瘾，或狂或愚，由于抑郁不遂使然，先宜开郁疏气，次宜护心安神。用香附三钱，乌药八分，檀香末五分，青皮八分，陈皮八分，生白芍二钱，甘草五分，半夏一钱，桂枝五分，山楂三钱，生姜汁，二剂。又用胆星一钱，枣仁一钱，茯神一钱，远志一钱，石菖蒲五分，朱砂三分，白芍一钱，广皮八分，防风六分，秦艽八分，姜汁，二剂。随定丸方：胆星一两，枣仁四两，附子七钱，茯神三两，朱砂七钱（留一钱为衣），人参一两，菖蒲一两，乳香七钱，远志二两，鹿角胶二两（蛤粉炒成珠），龟板胶二两（另烊入猪血内），鳖甲一两（醋炙），龙骨一两（火煅），取猪心血同龟胶和丸，如不稠用面少许，同调丸如弹子，约重一钱，朱砂

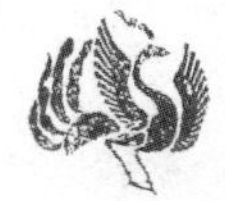

为衣，金箔裹之，薄荷汤化下，子午时各一服，取效。安期手书谢曰：舍侄女惊痫之症，自三岁已然，今六月中顿发，其状可怖。初有友人用牛黄八宝丹、肥皂丸服之，吐而又下乃愈，愈后不过一月，今又转剧，承道兄诊视，即赐尊剂，当此狂躁之际，而施以参附，时流鲜不骇倒，然非此导火归源之法，而徒为头痛救头，安保其不复耶？丸方制就，已服数次，顿觉神闲气定。相其病状，纤翳不留，可卜其永不复发矣。感深肺腑，无可将报，奈何舍侄舍侄妇俱叨荷神剂，各各奏效，阖门戴德，惟有顶祝①勿谖②耳。

一妇人惊狂，医以茯神枣仁之类治之不效。余诊其右脉滑数有力，左寸关洪数，告之曰：此症惊而夹食，兼之怒气伤肝，先当疏达肝气，消食消痰，然后安神。用枳实、青皮、竹茹、茯苓、山栀、丹皮、白芍、胆星、归身、甘草、红曲、乌药、山楂、生姜、丁香，二剂下黑粪。再用川连、吴萸、苍术、枣仁、丹皮、朱砂、广皮、白芍、茯神、半夏、黑姜、神曲、木香，后加人参，调理而愈。

痛　症

一妇人胸连背刺痛，群然以为箭风矣。及切其脉涩，知其有瘀血也，用延胡索、蓬术、五灵脂、草豆蔻、青皮、

---

① 顶祝：顶礼祝祷，顶礼祝颂。
② 谖：Xuān，忘记。

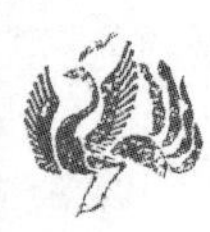

归须、橘红、枳实、甘草、木香作散，每服五钱，四日痛止。而左脉大，虚作怔忡之状，此血去无以养心也。又定后方：人参、归身、白术、茯神、枣仁、远志、熟地、甘草、白芍、丹皮、香附，水煎吞。

一人患右胁痛引缺盆，左脉弦，右脉涩，肝木乘脾之证，且其人素有痰饮，用柴胡八分，半夏一钱，人参八分，黄芩八分，桂枝五分，赤芍八分，花粉五分，牡蛎八分，炮姜五分，桔梗八分，甘草五分，枳壳五分，枣子同煎二剂。再用黄芪一钱，白术一钱五分，归身八分，陈皮八分，甘草五分，人参一钱，柴胡五分，升麻三分，半夏八分，益智五分，木香三分，丹皮八分，姜枣四剂，呕痰碗许而愈，以吐则气升，木气得达也。

尤季明两臂肿痛不能举，服药无效，余为取肩颙、风市、委中穴针之，顷刻而屈伸如意。

一少年善没水中，秋月遍身怪痛，误服草头方，引寒湿入里，肚腹膨胀，大小便俱闭，投以秘方立马捉痛丹一丸，战汗出而愈。

一人四肢掣痛，硬肿不能转侧，两股尤甚，六脉紧数，投以捉痛丹不效。余断其刚痉也，用麻黄、桂枝、细辛、厚朴、陈皮、川芎、当归、半夏、苍术一剂。脉紧改洪，口臭失气，二便不通，梦语喃喃，用麻黄、桂枝、葛根、防风、防己、杏仁、大黄、独活、甘草、木通，一剂微汗，大便解，痛不减，用威灵仙、当归、羌活、苍术、

甘草、茯苓、防己、泽泻、猪苓、木通、秦艽、桂枝、生地煎吞，外以万应膏贴肩颙、天窌、环跳、委中八穴，半日痊愈。

痿痹论

痿为不足，痹为有余，不足者内伤也，有余者外感也。痿因血少气虚，火盛制金，虽有筋脉骨肉之别，而“诸痿生于肺热”、“治痿独取阳明”二语足以概之，故治法以清燥滋阴为主。痹因风湿寒并，凝着为病，纵有筋脉骨肌皮之别，而风胜者为行痹，寒胜者为痛痹，湿胜者为着痹，三气足以括之，故治法以温经通滞为先。今人一遇痛痹，辄呼箭风，惟事针挑火粹，禁服汤丸，禁贴膏药，惑世诬民。往往大方家，当伎穷之际，亦党而同之，转相荐引。岂痛风、白虎历节诸名曾未识之乎？良可慨已。

痿

一人久卧床褥，手足痿弱不能举动，腹中癖积上攻，饮食减少。余谓脐下一块，此病根也。肾经虚寒不能生土，以致阳明之虚者，一也；肺金受制，绝寒水生化之源，木寡于畏，恣其克土，以致阳明之虚者，二也。痿躄之病所从来矣，用清滋恐妨脾胃，用温补恐增湿热，以健步丸加减治之，外贴上池膏而愈。花粉（酒炒）、炙甘草、滑石（远志汁炒）、防己、泽泻、黄芪、川乌、肉桂、苍术、黄柏（炒）、威灵仙、神曲、归尾、羌活、桃仁，酒糊丸如梧

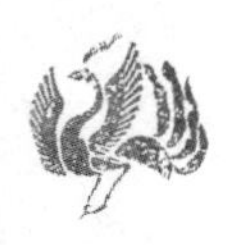

子大，每服三钱，用生脉散煎汤送下。

一人足痿腰痛，头不能举，强起则耳聋，大便燥结，昼则烦躁，六脉细数，确系肾虚所致，用补阴丸加附子反佐之，连服半年而瘳。熟地四两，龟板胶二两，黄柏（酒炒）二两，知母二两，枸杞一两，锁阳（炙）一两，牛膝一两，杜仲（炒断丝）二两，附子（童便制）五钱，蜜丸如梧子大，每服四钱，空心淡盐汤送下。

痹

一人久滞于狱，周身关节疼痛，遇阴寒尤甚，六脉俱细涩。余诊之，知其湿郁也，用于潜术一味，三白酒炒透为末，每日空心，酒煎三钱服之，不数日而愈。

一人因怒后大醉，袒卧于庭，醒时两臂不能举，用舒筋汤二剂。片姜黄、海桐皮、赤芍、羌活、归头、炙甘草、白术，加沉香，桂枝、生姜水煎服而愈。

一人以淘沙为业，寒湿走注疼痛，复感风邪，发热恶寒，筋收骨缩，痛处如被蛟啮之状。余曰：此白虎历节症也，以家秘捉痛丹二丸酒吞之，通身汗出，痛顿减，再投金刀如神散四服，痊愈。川乌（炒）、草乌（炮）各四钱，朱砂（水飞）、雄黄（水飞）、荆芥、麻黄（去根）、天麻、当归、细辛、石斛、川芎、全蝎（去钩）、人参、何首乌、甘草、防风各五分，苍术一钱（炒），上为细末，每服五

分，临卧温茶送下。

一人风热流注腿膝，诸医罔效。余投以人参、白术、当归、川芎、黄芪、甘草、金银花、连翘、防风、白芍、地骨皮，二剂而愈。

疝

一人患木肾，右偏肿胀，气从横骨上入少腹，总由下焦阳衰，遂致血凝气聚耳，用丁香楝实丸：丁香一钱，木香一钱，全蝎二十，延胡一两，当归二两，附子一两，川楝子二两，茴香二两，加川山甲二钱，麝香五分，酒糊丸如梧子，每服二钱，温酒送下。

一人左丸偏坠，痛引少腹，抵腰脊，既而右丸亦痛，治以沉香、附子、川乌、干姜、良姜、官桂、吴茱萸、茴香不效。余诊其脉细小而弱，两尺尤甚，谓之曰：前方系罗谦甫所制沉香桂附丸也，积寒之症用之恰当，而无效当是病深药浅故耳。用十年陈蕲艾灸阑门、三阴交各七壮，丹田随年壮，十减七八，百日之后仍教以服前丸而愈。

一人患疝气，囊痒湿烂，每遇劳动恼怒及风雨寒湿则发，发时不得小便，搐痛胀闷，俟小便通稍缓，此肝与小肠为病也。用吴茱萸一斤，分为四股，一股酒浸，一股盐汤浸，一股醋浸，一股童便浸，各浸一宿，焙干。泽泻二两，酒浸一宿，焙干为细末，酒糊丸如梧子大，每服二钱，

空心盐汤下，一年不断，永不复发。

积 聚

枫关一舟子，患癖块大如盘，不能食，六脉虚芤，此脾肺之积也。白术、枳壳、茵陈、熟地、青皮、丹皮、蓬术、白芍、川连、香附、黄芪、泽泻、人参、砂仁、当归，服四剂能食，癖块四围俱软。再为定方：厚朴、黄连、干姜、茯苓、紫菀、桂枝、桔梗、川乌、豆蔻、青皮、茵陈、白术、泽泻、白芥子，外贴上池膏一大张。两月痊愈。

一人癖坚如石，得食则痛，形肉渐脱，求余诊脉，两关缓而结。问其病因，知是过饱之后又为忧郁所伤，结成癖积，先与厚朴丸利之，外贴消癖膏而愈。积块丸：治一应癥瘕积聚癖块，虫积胀满。三棱、莪术（各用醋煨），自然铜、蛇含石（各烧红，醋淬七次）以上各二钱，雄黄、蜈蚣（全用，焙燥）各一钱二分，木香一钱五分，铁华粉（用糯米、醋炒）一钱，辰砂、沉香各八分，冰片五分，芦荟、天竺黄、阿魏、全蝎（洗，全用，焙干）各四钱。共为极细末，用雄猪胆汁，或黑狗胆汁为丸，如梧子大，每服七八分，重者一钱，五更酒送下，块消虫下即止，不必尽服。

喘

三拗汤，治喘之套剂也。故苏沉九宝汤、五虎汤、华

盖散、麻黄泻白散皆从此汤变化主治，然总之不离乎风寒痰火填塞肺窍，而设若夫肾虚不能纳气而喘者，宜求之“养正黑锡”[①]、“安肾八味”。倘不治下而治上，是南辕北辙矣。肺虚不能摄气而喘者，宜求之五味子汤、六君子、人参理肺，倘不用敛补而用疏降，是方底而圆盖矣。他如丹溪之治痰喘，一方中兼用南星、半夏、瓜蒌，非谓胸无主张，燥润乱投也。必其人症属有余，且痰势壅盛。譬之大敌对垒，倾国之兵以应之势，必排五花八门[②]一鼓而擒，方绝后患耳。

一人患喘急不得卧，面色赤，两尺浮虚，昼静夜剧，凡投苏子降气之属皆不应。余检《内经》示之曰“不得卧，卧而喘，是水气之客也”。夫水者，循津液而流也，肾者水脏，主津液，主卧，主喘也，今肾虚水泛，逼越心火上游，故喘面赤也。巴戟、肉桂、人参、白术、茯苓、甘草、陈皮、山楂、附子、黄柏、砂仁。

一人哮喘绵延不愈，为取璇玑、气海、足三里灸之痊。

一人水气射肺，气喘不止，小便短少，用郁李仁丸为汤：郁李仁一钱，葶苈子一钱，苏子一钱，橘红八分，防己八分，赤茯苓六分，紫苏叶五分，生姜二片同煎，两剂

---

① 黑锡：即指《太平惠民和剂局方》之黑锡丹，由黑锡、硫黄、川楝子、胡芦巴、木香、附子、肉豆蔻、补骨脂、沉香、小茴香、阳起石、肉桂组成。具有升降阴阳，坠痰定喘功效。用于真元亏惫，上盛下虚，痰壅气喘，胸腹冷痛。

② 五花八门：即指古代兵法中的“五花阵”与“八门阵”。

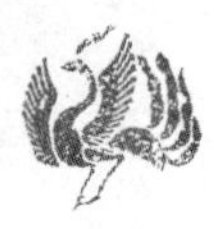

而愈。

一少年恣食馒头，胸膈作痛，痰涎壅盛，喘急异常，投以消食药不效，求方于余。余照丹溪治痰喘方救之，一剂奏效。南星一钱，半夏二钱，杏仁五分，瓜蒌霜一钱，香附一钱，橘红六分，皂角（烧存性）五分，萝卜子五分，神曲一钱，生姜三片。

一人喘急气冲巅顶，诸药罔效，余投以黑锡丹一钱五分不应，群医哗然谓金石之药试而辄验，尚宜斟酌，何况用之而不效，将来必中其毒矣。余曰：肾惫土崩，龙雷之火飞腾而上，不用灵砂更将何以降之？有是病则有是药，何惧之有。前所以投之未效者，以药力轻少不能胜病也，再投三钱立愈。

附用药不可太过辩

夫药以治虚，如救贫，然匪大赍无以转诎而为盈也。药以治实，犹攻敌，然匪大勇无以除暴而安民也。有人于此家无斗筲，而索逋填门，有好义者从而轸恤之，慨然赠以千缗，半偿于人，半留乎己，由是而经营积累之，可以少康也。乃仅惠以斗粟百钱，且疗饥之不暇，遑问偿人哉？即不然，负人千缗而好义者，适赠以千缗亦仅偿人焉足矣，遑问积累哉？若敌之临城也，汤火之患在眉睫，犹之邪之入腑也，津液之枯在顷刻，苟非迅攻其垒，直捣其巢，无论藉寇兵而斋盗粮也。即迁延日久相持不下，而城

中食尽，民将不死于锋，镝而死于沟壑矣。伊谁之咎哉？治病者亦若是而已矣。虚之甚者，姜附参芪不妨并用；实之谛者，硝黄巴丑亦可兼施。但使速填其空而瘠转为腴，速逐其邪而否倾为泰，是则圣人医药之道也。而或者曰：子之说不可不及之说也，世俗乃云不可太过，然与否与？余辨之曰：不可太过，古亦有言，如阳明证不大便五六日，恐有燥屎，宜若可攻矣，少与小承气汤以探之，若不失气即不可攻，恐其过于泄下也；脉浮发热，渴欲饮水，小便不利者，猪苓汤主之，若汗出多而渴者不可与，恐其过于渗利也；他如服桂枝汤病差，停后服不必尽剂；服大青龙汤，一服汗，停后服；以及大积大聚，衰其半而止之类，恐其药过于病也，此之谓不可太过也。若世俗之解则不然，虑麻黄之过于发散也，姑以紫苏、葱白之属代之；虑桂附之过于辛热也，姑以生姜、煨姜之属代之；虑大黄之过于苦寒也，姑以当归蜜导之属代之；虑参芪之过于补益也，姑以山药、芡实之属代之。更有不问病之寒热虚实，概用白芍、丹皮、石斛、茯苓之属，凑成套剂，谓之王道，推其意不过为非之无举，刺之无刺，即或误投，未必遂伤性命，岂知杀人已无算哉。噫！医至此不忍言矣。独不观古方中药剂之重，一味不妨几两，药性之反，一方不嫌互投，金石如硫黄黑锡用之至再至三，毒品如水蛭砒霜使之如携如取，岂鲁莽从事哉。亦以药不如是，不足以治如是之病也，即足以治目前如是之病，不足以治他日变症蜂起之病也，而要岂有过耶？总之认病真，虽用刚用柔皆合乎正，认病不真，即用和用解适成其非，犹之三王为放为伐，不害其为王；五霸假仁假义，究难掩其霸也。

癃闭遗尿

虞山冯圃芝问曰：膀胱不利为癃，不约为遗溺，然则小便之通塞专责之膀胱否欤？曰：膀胱者，藏溺之器也，故《经》云：州都之官，津液藏焉。若溺之出也，则三焦主之，而肾肝督脉俱有责焉。故《经》云：气化则能出矣，不专属之本经也。肾开窍于二阴，肾虚则小便不禁。肝主疏泄，肝有病则大小便难，以足厥阴之脉过阴器也。督脉者，女子入系延孔，其孔溺孔之端也。男子循茎下至篡，与女子等，其所生病癃痔遗溺。三焦下脉在于足太阳之前，少阳之后，出于腘中外廉，名曰委阳，足太阳络也。三焦者足太阳少阳之所，将太阳之别也，上踝五寸，别入贯腨肠，出于委阳，并太阳之正，入络膀胱，约下焦。实则闭癃，虚则遗溺，遗溺则补之，闭癃则泻之，故取穴皆从厥阴三焦督脉之俞，不取膀胱也，然亦有不尽于此，者姑举数则以质高明。

一人小便不通，少腹苦急，先其时口苦，舌碎，左脉洪数。余曰：此心移热于小肠，小肠移热于膀胱也。用琥珀末一钱，木通一钱，滑石一钱，赤茯苓八分，甘草三分，连翘五分，灯心二分，生地一钱，葱白二个，朴硝三分，煎服而愈。

一人小便不通，腹胀欲死，诸药无效，余为针关元、合谷、三阴交诸穴，针出便利。

一人素有痰疾，小便忽闭，医用滋肾丸治之不效。余

诊之，知为痰气闭结也，用半夏三钱，人参一钱五分，檀香末二分，香附五钱，白茯苓八分，白术一钱，干姜六分，甘草三分，橘红一钱，生姜二片，投之立通。盖半夏辛温走气化液，能使大便润而小便长，用之为君，故效捷也。

一女子年近二十，每卧必遗尿，用菟丝子丸，猪胞炙碎煎汤下而愈。或问曰：室女元气充足，且面色红润，何故作虚治耶？曰：凡遗尿，属下元虚冷者多，间有属实热者，百不得一也。今两颧色赤，明系虚火上炎之征，仲景云：其面戴阳下虚故也。斯言岂欺我哉。菟丝子（酒蒸）二两，牡蛎（煅粉）、附子（炮）、五味子、鹿茸（酒炙）各一两，肉苁蓉二两，桑螵蛸（酒炙）五钱，鸡肶胵（炙）五钱，为细末，酒糊丸如梧子大，每服七十丸。

一少年尿血渐甚，便后解出筋条，形如琴弦，痛苦万状，求治于余。余曰：此症小时曾患之，当得之醉以入房，强忍不泄所致，病者唯唯。用辰砂六一散加乳香，每服五钱，不数服而愈。

一舟人患石淋症，痛楚难禁，右脉大于左二倍，是劳伤所致也。用当归、川芎、萆薢、滑石、白术、白芍、肉桂、茯苓、桃仁、连子，十剂而愈。

大便秘结

一老人大便干结，医以四物加二冬黄芩之属治之，渐

至饮食不进，胃气闭塞。余诊之，脉沉而迟，谓之曰：此阴结也，由冷气横于肠胃，反服寒凉，疑阴固结使然。东垣云：阴结者热之，殆谓是也。用陈皮、枳壳、桃仁、红花、当归、肉桂、藿香、半夏、生姜煎调硫黄细末二钱，二服而通。

一人年逾六旬，大便难，临卧时口燥咽干，面色常赤，谓当柿熟之时曾日啖数十枚，大便得润。余知其大肠燥结，热秘之症也。用熟大黄三钱，杏仁二钱，枳壳一钱，山栀一钱，生地二钱，升麻五分，人参一钱，黄芩八分，甘草五分，生姜二片，白蜜二钱，煎服而利。随进加味苁蓉润肠丸，精神顿旺。肉苁蓉二两（另杵），沉香一两，当归一两一钱，升麻四钱，桃仁泥一两（另杵），甘草一两，红花三钱，熟地一两，生地一两，松子仁二两（另研），炼蜜丸，空心莲肉汤送下。

一产妇大便不通，腹胀气急，脉濡而涩，肝脉独旺。余曰：产后无实证，去血过多，肠胃干燥，血不养肝，不得遂其疏泄之性，故脉与症如是耳。用肉苁蓉二两，青皮六分，浓煎热服，一剂而效。

黄疸

一方外寒热不欲食，食即饱闷，腹胀如是者两月，忽发黄胖，此谷疸也。用茵陈蒿四两，淡豆豉一两，山栀十个，熟大黄一两，茯苓八钱，苍术五钱，陈皮五钱，甘草

三钱，泽泻五钱，猪苓五钱，枳壳五钱，为末，每服一两，水煎温服，四服后小便下如皂角汁状而愈。

一童子饮食无度，饥则嗜卧，手心灼热，口唇白色，小便短赤，腹胀发黄，余用退黄丸治之不应，特检大温中丸修服，未及四两而愈。香附一斤（童便浸炒透），甘草二两，针砂（炒红，醋淬三次）一斤，苦参二两，厚朴（姜制，炒）五两，芍药五两，陈皮三两，山楂五两，苍术五两（泔浸），青皮六两，白术、茯苓各三两，为细末，醋糊丸如桐子，米饮下五六十丸。

下　血

一妇人肠风下血，小腹膨胀，尺脉坚而关脉虚，余决其为脾虚不能摄血，清阳下陷故也，以补中益气汤加地榆，四剂而愈。

一人下血过多，面色黑，小腹虚膨，咳嗽声哑，时医概以侧柏叶、地榆、槐花、黄连之类治之，愈凉愈甚。余望色切脉，知其下焦虚寒，误服苦降之药，遂使肾失闭藏之职，上而津液就能下咽，下而门户不能牢扃[①]，眼下颧间之色是其征也，用黑地黄丸半斤而愈。

一人粪后下血者月余矣，而腹中时痛，夜则发热，面

① 扃：jiōng，上闩，关门。

色黄而小便利，群以阴虚发热争投补血之剂。余曰：此蓄血证也，当下之。病者曰：匝月以来去血不下数斗，尚有瘀积乎？余力辨之，投以桃仁承气汤，下血块紫黑色者数枚，后以十全大补汤调理而愈。

气

一妇人胸膈胀痛，发作无时，眩晕膹郁，饮食作酸，寸脉沉而滑。余曰：此气郁而降令不行也。上焦如雾，聚而不散，则肺失清虚之本来矣。询其平日喜饮冷乎？病者曰：多饮茶耳。又问其今日畏饮冷乎？病者曰：然。知其宿冷不消故也，遂用木香调气散，治之而瘳。白豆蔻仁一两，丁香五钱，檀香八钱，藿香叶三两，炙甘草二两，砂仁二两，为细末，每服二钱，淡盐汤点下，不拘时服。

一人四肢逆冷，不醒人事，奄忽死去者将半日矣。余诊其脉尚在，腹中有声，余曰：此尸厥也。急灸百会、丹田一二十壮，以附子五钱，人参八钱，生姜汁一茶钟同煎，灌之汗出而苏。

一老妇气厥，两寸脉伏，药不下咽，余用乌梅、胆星、半夏末煎汤，调乳金丹二丸灌之立苏。凡中气两寸必伏。

妇　人

张安期尊阃，月事先期而至，腹痛不思饮食，大便不

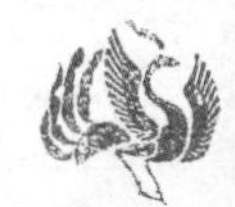

通，头汗。诊其脉两寸洪数，火气逆上，且误服桂枝，其痛愈甚。予用姜汁炒山栀仁一钱，当归一钱，赤芍一钱，杏仁一钱，枳壳八分，麦冬一钱，石菖蒲三分，木香三分，延胡五分，牛膝五分。安期心窃疑之，余曰：心主血，肺主气，心肺之气不下行，安望其月事以时乎？投之果效。时安期致札并录于下。

用药凉热各有所宜，固未易一二为庸人言也。内子自七月五日辰刻作痛，几绝者屡矣。初有识为经阻者，而屡药不效，乃疑其为寒为暑，所见纷出，得道兄切脉后，其症始辨。然以停经而用山栀仁，虽承面谕谆谆，未能深信，继又有敝相知定方，投以桂枝，其痛转剧，遂易尊剂，第二帖煎服痛如冰释。庸流皆谓血得热而行，一何谬哉！幸附案末以志不忘。

一妇人经期三日，胸胀呕吐，腰胁引痛，知为怒气所伤，投以香附、延胡、赤芍、青皮、山栀、枳壳、山楂、肉桂、当归，下咽立止。再以逍遥散调理，遂得怀孕。

一妇新产，遍身麻木，眼闭不开，小腹痛。余曰：产后无实症，麻木眼闭总是虚征，暂用清魂散一剂，以敛神消瘀，当继温补。泽兰、川芎、荆芥、甘草、山楂、黑姜、当归、丹皮、龙齿、远志、茯神、桂枝，童便和水煎服。诘朝再切其脉，左手尺虚寸旺，又方：枣仁、茯神、远志、木香、人参、当归、白术、甘草、黑姜、黄芪、鹿角胶、陈皮、桂枝，加黑糖，两剂而愈。

一妇人小产后血脱，身发寒热，小腹怪痛，用人参、炮姜灰、补骨脂、白术、白芍、当归、茯神、枣仁、甘草、艾茸、阿胶、鹿角胶、续断。

一妇人产后咳嗽，两足浮肿，不思食，用白术、山药、米仁、款冬花、广皮、炙草、茯苓、广藿香，二剂嗽止进食。

一妇人产后畏寒，头疼腰痛，小腹痛，多汗不眠，饮食无味，此得之产后劳而兼哀，恶露未净故也。人参、远志、木香、山楂、荆芥穗、枣仁、桂枝、白术、黄芪、归身、茯苓、甘草，四剂愈。

一妇人产后血虚，气浮于上，时时昏眩，头目不清。荆芥穗、当归、川芎、白芍、橘红、人参、白术、甘草、茯神、枣仁。

一妇人月水先期而行，胸胀腰痛，自汗，责之宗气虚散不能摄血。黄芪、人参、牛膝、当归、白芍、杜仲、香附、砂仁、延胡、白术、干姜、枣仁、生地、神曲、甘草、独活、茯苓，一剂神效。

一妇产后恶寒而喘，多汗干咳，嘈杂带下，脾肾之脉尤虚，当用十全大补汤加减：人参一钱二分，白术一钱五分，茯神八分，枣仁八分，甘草五分，当归八分，川芎四分，白芍五分，熟地八分，黄芪一钱，桂枝五分，杜仲一

钱，砂仁五分，煎服愈。

一妇人右脉大而无伦，寸脉尤甚，知其冲任伤也，症见月水淋漓，腰腹作痛，头眩脚浮。人参、白茯、白术、甘草、川芎、当归、白芍、熟地、续断、鹿角胶、阿胶、干姜。

一妇人产后虚弱，且以早合之故，五十日血水淋漓，头眩少食，六脉芤弱。以人参、山楂、荆芥、肉桂、赤石脂、枣仁、黄芪、熟地、远志、续断、艾茸、山药、白术、归身、白芍、甘草、五味，四剂霍然。

一妇人白带，腰背疼痛，饮食少思，两足乏力，时时头痛口苦，医以疏风清火之药投之转剧。余诊其脉，两尺虚，寸口弦而大，知为漏下使然，以巴戟、人参、白术、茴香、山萸、白茯苓、桂枝、炙草、苍术、香附、干姜，煎服愈。

一妇人，每遇经期心膈怪痛，腰腹亦疼，以白汤吞下备急圆三丸，取其通则不痛也。又用薤白捣汁，酒调下。后以八味丸加当归、白芍、砂仁、延胡、陈皮、沉香、人参、牛膝调理半载，永不复发。备急丸方：巴豆、大黄、干姜等分，蜜丸如梧子大。

一妇人遍身发核块作楚，是由营气弗从，逆于肉里故也，用四物冲和汤而愈。生地一钱五分，赤芍一钱五分，

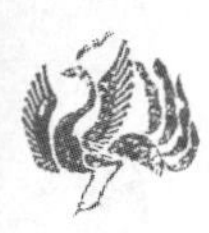

川芎八分，归身八分，枳壳八分，山楂二钱，土贝二钱，初剂加桂枝五分，水煎服。凡瘰疬多生于妇人者，以其肝之尝郁也，须于疏肝之中兼健脾燥湿，而后奏功。要以大料川贝母为主。

一匠人之妇，食菌毒，舌麻晕倒。用：甘草、防风、贝母、檀香、绿豆粉、金银花、半夏、苍术、厚朴、陈皮、梨叶、荷叶、藿香、生姜。

幼科论概

天下无不爱子之父母，即无不忧疾之父母，无不忧疾之父母，讫无知医之父母，不知医而爱之是犹弗爱矣，不知医而忧之不如弗忧矣。婴孩之病，死于吐泻惊痟者十之一二，死于医吐泻惊痟者十常七八，是弗医未必死，医则未必生。为父母者，平日既不暇致详，临事又仓皇失措，贸贸然任庸医而医之，是求生而适得死也。吾独异乎业医者，亦贸贸然直任之而不辞，独何心乎？余自从事于医，每闻小儿无补法之语，初亦莫辨其是非也，后诣一药室，见案间药品不满四十味，心窃疑之，及翻其向来医案，并此四十味而半之矣，虽曰用药如用兵，贵精不贵多，独不闻多多益善，有非六十万人不可者乎？操此术也以往，而欲其疗大病，吾知其必不能矣。即如吐泻一症，皆由脾虚所致，故古人治法，冷则用益黄散、异功散、理中丸、建中汤之类，熟则用五苓散、天水散之类，则是吐泻虽有冷热之别，未有不由乎虚者，用药纵有凉温之别，未有不兼

乎补者。《内经》云“厥阴所至为呕泄”，又云“木太过曰发生，发生之纪，上征则气逆，其病吐利”，又云“水太过曰流衍，流衍之纪，其动漂泄沃涌”。良以土虚则木乘之，木旺则火炎，胃气随之而逆上，故为吐；土备则水凌，脾气随之而陷下，故为泻。欲使上下循环，阴阳交接，其枢机之纽全在乎实脾，其吐多于泻者，理脾之中当兼治痰，则逆气降而上焦安矣；其泻多于吐者，理脾之中当先燥湿，则清阳升而下焦固矣。至若惊风一症，即古之所谓痉病也，痉病者风寒入于太阳经，太阳之脉起于目内眦，上额交巅，入脑还出别下项，夹脊抵腰中，是以病则头摇手动，口噤脚挛，脊强背反。但小儿怯弱，易于汗出神昏，故每每柔痉多而刚痉少，当效仲景桂枝汤法达之于表，使热邪尽从腠理而出，然后补脾固卫、平惊去痰斯为正治。倘早投峻补以固闭其外越之路，及妄投金石以镇坠其外感之邪，均非其治也。《内经》曰“数食肥令人内热，数食甘令人中满”。盖婴孩肠胃柔脆，恣食肥甘，渐成积滞，以致身热体瘦，面黄发焦，肚大颈细，故命名曰疳。疳之为病，虽分五脏，总由脾胃间津液内亡所致，治法当以补母脏泻本脏。假令心之疳，宜先补肝而后泻心，以肝为心母，心得母气则宁耳，余脏如之。切戒不可攻击太过，况病由亡津液而成，当从生津液而愈，调补胃气此总诀也。今之习幼科者，往往视参术为鸩毒，终年不加一匕，谓小儿纯阳之体，宜泻不宜补。不知人生而静，本属纯坤，自一岁至三岁，长元炁六十四铢，一阳生乎复卦，由此而渐长至十六岁方成纯乾。当其幼小之时，谷气未克，土气未实，稍失调养，为吐为泻为惊为疳，顷刻致病，正赖培植微阳，积小以高

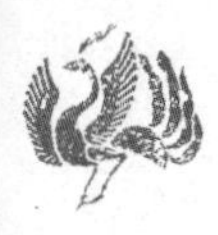

大，奈何拘执小儿无补法之见，误尽苍生哉。今而后，吾愿凡为父母者之当知医也。

痘疹

一娄东唐友令爱出痘，第二朝谵语不思食，眼昏口渴，身壮热，不大便，皮薄顶焦，医辞以不可治，托吾友朱月思相招看治。余曰：此险症也。唐友出谢约为券，再三求治。余用紫草、大黄、白芍、当归、枳壳、生地、红花、大力[①]、甘草、花粉、麦冬、连翘，一剂而谵语壮热、眼昏口渴诸症悉愈。面上起发，背足低塌，中有带浆者十数粒，咽喉肿痛，再用麦冬、桔梗、甘草、牛蒡、金银花、当归、木通、蝉蜕、牛膝、连翘、生地，一剂。正痘已齐而喉痛如故，余曰：此喉间有痘，将次灌脓，故肿痛，俟外痘行浆，内痘先回，而喉痛自愈矣。第五朝用黄芪、甘草、桔梗、当归、陈皮、川芎、茯苓、山楂、射干、大力、红花。第六朝因忿怒，两足痘不起不灌浆，用当归、枳壳、川芎、茯苓、青皮、厚朴、陈皮、甘草、桔梗、白术、牛膝、木通疏肝健脾，顷刻浆行饱满，但觉微痒。余曰：浆足而痒，此毒浆解也，用人参、黄芪、米仁、白术、泽泻、白芍、土贝、陈皮、甘草、独活。至第十朝大便始通，两足怕冷，再用人参、黄芪、肉桂、煨姜、当归、山药、白术、蝉蜕、甘草、茯苓、白芷、木香，面背颈项俱回，忽寒战腰疼，此表虚也，于前方中加熟附子四分，连服二剂。左足踝溃

① 大力：即牛大力，牛蒡子。

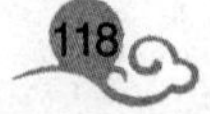

烂发臭，此余毒在脾也，又用人参、金银花、甘草、防风、当归、陈皮、川芎、木香、白芍、甲片、白芷、熟地、独活，至十八日而脱痂。此症前热后寒，前实后虚，假使四日以前不用大黄，其热不退，则痘必不出；十朝以后不用附子肉桂虚寒不去，则痘必不结；中间肝气不平，不用疏泄则脾土受制，浆必不足。随时变通，斡旋之功不浅，而唐友竟负前约飘然远去。

一女子五岁，发热一日即见，标第三日看治，痘不甚密，而报痘已行浆，余断其不治，果六朝而殁。

一女子出痘，第四朝头面色如胭脂，两颧下颏肉肿皮满，形密如蚕种，众医望而却走，余亦束手无策。伊父母哀求曰：生是公之功，死乃子之命，倘用药而不效，决无怨尤也。余用换痘汤，一剂而红色渐淡，痘忽随隐，第五朝用甲片、大力、红花、白芍、犀角、地黄、防风、紫草、荆芥、连翘、丹皮、山楂、甘草、桔梗、蝉蜕十五味浓煎，不时灌之，随送乳金丹二丸，痘渐出。第六朝又照前方加干葛、黄芩、白花地丁，两颊红色始退，但痘顶不起。用升麻、枳壳、大力、连翘、山楂、黄芪、防风、白芷、犀角、白芍、川芎、陈皮、白术、木通、香菌[①]、银花。九朝以后加参芪于解毒药中，十六朝而结靥。换痘汤方：紫草茸、朱砂、麻黄、柴胡、防风、羌活、白芷、蝉蜕、川芎、

① 香菌：即香菇。《日用本草》始入药用，云：蕈生桐、柳、枳椇木上，紫色者，名香蕈。味甘，性平，无毒。归肝、胃经。具有扶正补虚，健脾开胃，祛风透疹功效。

大力、连翘。

一娄东张姓之子，患痘九朝，色变黑，医辞以不可治，吾友朱月思拉往视之，闻其声朗然也，时时索饭，知其腹中能食也。封蛤[①]依然，知其元气未泄也。坐良久，燃灯照之，惟两腿小腹尻骨间痘华变黑，余部根盘圆润，但不起顶，中有微凹，余曰：此脾经顺痘也，今以外触血腥，颜色变黑，不无秋行冬令之小逆，只须内托解秽之药，一剂便可转黑为黄矣。月思问余曰：何以知其为血所触也？余曰：痘之所触，虽非一端，如房事月事所最畏也，若犯房事则不免周身变色矣。今诸痘如常，独两腿少腹尻骨变黑，知伴痘者，抱儿怀中，适当经期，其血腥之气正熏着此处耳。月思讯之果然。人参、黄芪、穿山甲、金银花、当归、白术、甘草、白芷、木香、山楂、木通。

痧

一女子痧后，身热不眠，咳嗽发呛，呕吐，咽喉肿痛，不欲饮食，肺胃之热未清也。为之定方：西河柳、杏仁、桔梗、甘草、广皮、玄参、竹叶、麦冬。服前剂身热退，夜得眠，但痰中见血，此系呕伤肺经之故，用桔梗、薄荷、甘草、麦冬、花粉、白芍、玄参、广皮，桑皮少许，百合，

---

① 封蛤：封指鼻塞，蛤指眼合。《冯氏锦囊秘录·论封蛤》：“夫眼乃肝之窍，痘赖肝血以滋荣，眼蛤则气不驰于外而血有所养矣，故痘必欲其封蛤也。若痘出阳明，与脾则经正，而阴阳相辅，虽鼻不封而气自至，眼不蛤而血自荣。”均属痘疹病程中出现的症状。

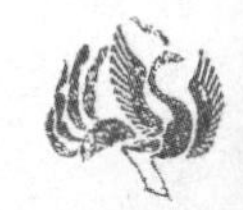

二剂痊愈

虚

一女子五岁，患寒热羸瘦，诸医以为疟也，治之不效，渐而饮水则呛，早夜发热，多汗多痰，面目浮肿，天柱骨倾，延予往视。予喜其两目有神，投以参苏饮而浮肿退，呛逆除。继用参苓白术散而寒热不作，痰清汗敛，惟天柱尚软，余谓其先天禀受不足，须用八味丸加鹿茸、山楂。其家骇曰：孩子家患病岂堪服此热药耶？余曰：肝主筋，肾主骨，肝肾俱弱，则筋骨俱柔，故项软垂下无力，八味能滋肾肝补脾肺，加鹿茸纯阳之品，强阳补骨，借山楂酸温引入血分，可以固人肌肤之会、筋骸之束，诚幼科之圣药也。果不终剂而头举，□□□愈。熟地八钱，丹皮四钱，山萸四钱，山药三钱，茯苓三钱，泽泻三钱，山楂八钱，附子一钱，肉桂一钱，鹿茸三钱，蜜丸，芡子大，金箔为衣。

惊

一童子慢惊，口噤目闭，身体强直，势甚危笃，用干姜、附子、白芍、桂枝、藿香、半夏、胆星、当归、大腹皮、厚朴、甘草、陈皮、僵蚕、白术一剂，煎送乳金丹一丸立愈。

一李公子生四十日患马牙，重舌木舌，用蒲黄马牙硝为末，吹敷立愈，不数日又□内钓，眼上吊口歪，舌尖如

蛇，啼不住口，为定煎方：胆星、僵蚕、蝉蜕、薄荷、羌活、苏叶、木通、生地、桂枝、甘草、桔梗、滑石、犀角、钩藤，一剂而惊气已定，再用茯神、枣仁、白芍、犀角、钩藤、木通、生地、蝉蜕、当归、白术、甘草、滑石，灯心送下，乳□□。又用人参、天竺黄、贝母、陈皮、白术、茯神、枣仁、僵蚕、琥珀、石菖、菊花、薄荷、归身、木香，调理而愈。

一童子呕吐不止，唇色带紫，余知其胃寒也，用紫金核磨服而愈。半夏（姜制）、人参、白术、木香、丁香、藿香各二钱五分，沉香一钱，为细末，面糊为丸，如李核大。朱砂一钱（水飞为衣），阴干，每服一丸，用小枣一枚煎汤，磨服。此定吐神方。

一小儿腹膨作泻，消克与温补遍尝不效。余切其右脉浮大，按之反涩，知有食作积也，问其向时所伤何物，曰：多食牛脯耳。用枳实、白术、大黄、山楂，淋稻草灰汤煎服，下宿垢五六枚，后用理中汤调养而愈。

疳

一小儿疳痢下脓血，脱肛，濒于死者屡矣，用张道人沉香丸方服半月而效。沉香、人参、全蝎、胡□□□香、龙骨、甘草，枣肉为丸，梧子大，每服三粒，米饮下，日二服。

一小儿鹅口，用川连五分，干姜五分二味同炒黑，研□□□儿茶二分半，以鹅毛管吹敷，神效。

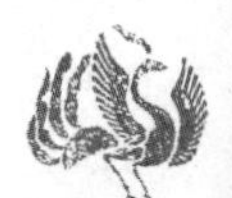

弘扬国粹、传承中医，从典籍整理做起

中华人民共和国科学技术部科技基础性工作专项资金项目
中医药古籍与方志的文献整理（课题号：2009FY120300）

中医古籍是中医学术的重要载体，蕴涵了宝贵而丰富的资料和文化原创潜质。中医古籍不可再生，对其整理和研究是实现抢救性保护的重要手段，这对于中医药学术传承和发扬具有重要意义。

本次出版的40余种中医珍稀古籍，是从未单行点校整理出版的珍本医籍中遴选而来。本套丛书的选辑通过书目考察、实地调研、辨析内容、核实版本、详查书品，从学术价值、文献价值、版本价值、书品状况等方面进行综合评价，选择其中学术价值和文献价值较高者。除按照现行古籍整理方法予以标点、校对、注释外，为突出所选古籍学术特色和价值，由点校整理者在深入研究原著的基础上，对每一种古籍撰写导读，包括全书概述、作者简介、学术内容与特色、临床及使用价值等，对于读者阅读掌握全书，大有裨益。几易寒暑，书凡40余册，结集出版，总其名为“中医药古籍珍善本点校丛书”，以飨读者。

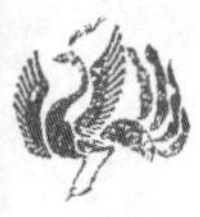

中医药古籍珍善本点校丛书

一、医经

《黄帝内经始生考》　定价：22.00 元

（明）佚名 撰著

《难经古注校补》　定价：22.00 元

（清）力钧 著

二、外科

《外科集验方》　定价：18.00 元

（明）周文采 编撰

三、妇、儿科

《女科心法》　定价：22.00 元

（明）郑钦谕 撰

《胎产大法》　定价：18.00 元

（清）程从美 著

《新刻幼科百效全书》　定价：28.00 元

（明）龚居中 撰

《幼科集粹大成》　定价：18.00 元

（明）冯其盛 编撰

四、五官科

《白驹谷罗贞喉科·眼科六要》　定价：18.00 元

（清）罗贞 //（清）陈国笃 撰

《眼科启明》　定价：26.00 元

（清）邓雄勋 撰

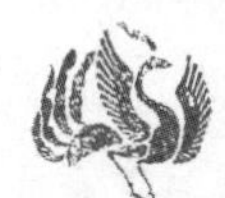

五、通治

《士林余业医学全书》　　定价：58.00 元

（明）叶云龙 撰

《医学脉灯》　　定价：28.00 元

（清）常朝宣 著

《灵兰社稿》　　定价：48.00 元

（清）佚名 撰

《太素心法便览》　　定价：24.00 元

（明）宋培 撰

《医家赤帜益辨全书》　　定价：86.00 元

（明）吴文炳 撰

《医学原始》　　定价：38.00 元

（清）王宏翰 著

《名医选要》　　定价：68.00 元

（明）沈应旸 著

《医林口谱六治秘书》　　定价：46.00 元

（清）周笙 纂集

《敬修堂医源经旨》　　定价：68.00 元

（明）余世用 著 李日宣 编

六、方书

《神效集》　　定价：24.00 元

（清）无名氏 著

《新刻经验积玉单方》　　定价：16.00 元

（明）艾应期 撰

《脉症治方》　　定价：28.00 元

（明）吴正伦 著

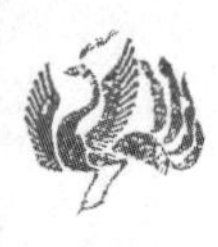

《汇生集要》　定价：36.00 元
（清）陈廷瑞 著
《悬袖便方》　定价：28.00 元
（明）张延登 著

七、本草

《要药分剂补正》　定价：68.00 元
（清）刘鹗补正

八、医案医话医论

《婺源余先生医案·续貂集》　定价：28.00 元
（清）余国佩 著//（清）刘文正 著
《冰壑老人医案·东皋草堂医案》　定价：26.00 元
（明）金九渊 撰//（清）王式钰 撰
《鲁峰医案》　定价：16.00 元
（清）鲁峰 撰
《倚云轩医案医话医论》　定价：48.00 元
（清）方耕霞 著
《续名医类案》　定价：350.00 元/套
（清）许勉焕 辑著
《清代三家医案合编》　定价：36.00 元
（清）吴金寿 汇辑
《崇陵病案》　定价：18.00 元
（清）力钧 著
《奇效医述·两都医案》　定价：28.00 元
（明）聂尚恒 著//（明）倪士奇 著
《大方医验大成》　定价：28.00 元
（明）秦昌遇 撰

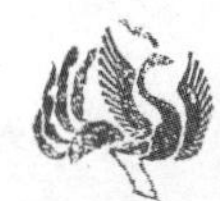

九、诊法

《太素脉要·脉荟》 定价：16.00元

（明）程大中 著//（明）程伊 著

十、伤寒金匮

《伤寒选录》 定价：99.00元

（明）汪机 辑

《金匮方论衍义》 定价：36.00元

（明）赵以德 著

《高注金匮要略》 定价：68.00元

（清）高学山 撰

十一、针灸

《铜人徐氏针灸合刻》 定价：38.00元

（明）徐凤 著

《罗遗编》 定价：18.00元

（清）陈廷铨 撰

十二、养生

《卫生要诀》 定价：18.00元

（清）范在文 著

《张三丰医学三书》 定价：68.00元

（明）孙天仁等 编辑

学苑出版社医药编辑室

陈　辉　付国英

2015.5